汉竹主编●健康爱家系列

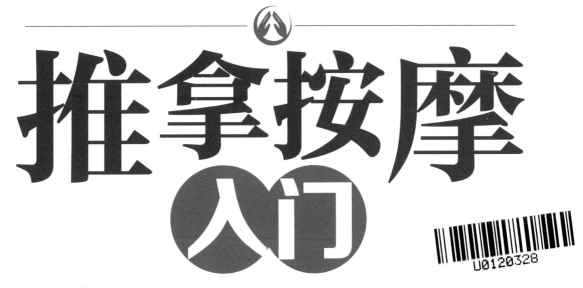

推拿按摩入门

吴云川 编著

U0120328

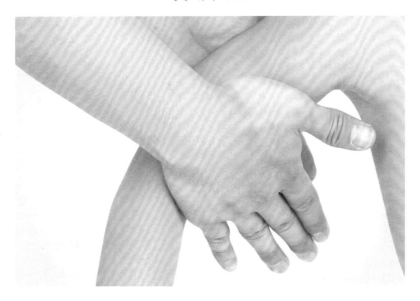

江苏凤凰科学技术出版社
·南京·

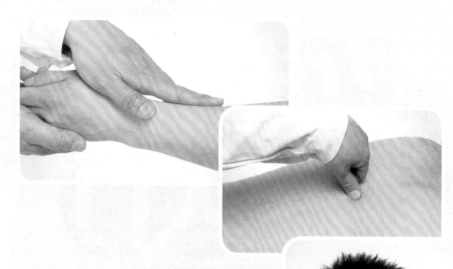

肌肉劳损

手指发麻

"三高"降不下来　　腰酸背疼　　头晕

食欲不佳　小腿抽筋

脖子僵硬　　　弯腰难

睡眠时间短

手把手教你

"推"走疾病
"拿"来健康

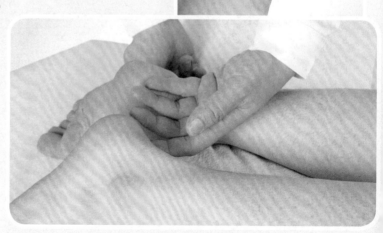

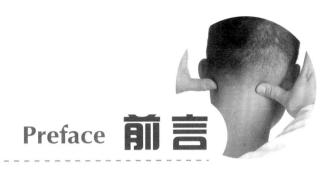

Preface 前言

上了一天班，肩颈酸痛僵硬，想去按摩院，可是没有时间，怎么办？

感冒鼻塞很难受，又不想老往医院跑，怎么办？

孩子不爱吃饭，怎么办？

……

要确保健康的生活，首先要懂得与自己的身体沟通。很多年轻人在结束一天的工作后，肩颈酸痛僵硬，按一按捏一捏就会舒服很多。也有很多孩子不爱吃饭，通过吃药调理可能会伤脾胃，所以推荐妈妈们选择推拿治疗。只要捏捏小手，轻揉肚子，就可以帮助孩子增进食欲。

当身体发出求救讯号时，翻开本书，找到对应病症，每一步做什么怎么做，一目了然。24种基础手法的高清视频，都可扫码观看并跟着做，好像专业医师手把手教你。每天坚持按摩几分钟，调理慢性病有良效。本书针对不同的常见病，详细介绍了每种推拿手法的操作要点、时间、次数、力度，就算没有任何经验，你也能轻松找到穴位，与自己的身体顺畅沟通！

跟真人示范图学着做，视个人情况对症加减，配上简单的食疗小偏方，更有作者独家的按摩小技巧，整个调理过程就是如此简单。家中常备这样一本推拿工具书，翻开就能用，动动手指就能收获全家人的健康。

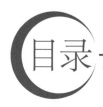

目录

第一章
手法对了按摩才有效

24 种基础手法足够用 ······ 14

1. 推法 ················· 14

2. 拿法 ················· 15

3. 捏法 ················· 15

4. 按法 ················· 16

5. 捻法 ················· 16

6. 摩法 ················· 17

7. 揉法 ················· 18

8. 搓法 ················· 19

9. 抹法 ················· 19

10. 擦法 ················· 20

11. 点法 ················· 21

12. 掖法 ················· 21

13. 抖法 ················· 22

14. 拍法 ················· 23

15. 掐法 ················· 23

16. 一指禅推法 ············· 24

17. 背法 ················· 24

18. 弹法 ················· 25

19. 弹拨法 ················ 25

20. 摇法 ················· 26

21. 扳法 ················· 28

22. 振法 ················· 30

23. 击法 ················· 31

24. 拔伸法 ················ 32

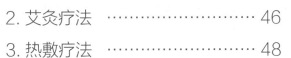

做好准备效果加倍 ············ 34

1. 推拿的介质 ················ 34

2. 推拿的力度与时间 ········· 35

3. 使用手指及辅助工具找穴 ····· 35

4. 推拿的补泻方法 ·········· 41

5. 让你学会推拿的小窍门 ······· 42

掌握这些就能安全推拿 ······ 43

1. 推拿的禁忌证 ············· 43

2. 推拿的适应证 ············· 43

3. 推拿的注意事项 ············ 43

推拿异常情况的预防和处理 ··· 44

1. 破皮 ··················· 44

2. 疲乏 ··················· 44

3. 瘀斑 ··················· 44

4. 晕厥 ··················· 44

5. 疼痛 ··················· 44

6. 骨折和脱位 ·············· 44

对症辅助疗法 ·············· 45

1. 拔罐疗法 ················ 45

2. 艾灸疗法 ················ 46

3. 热敷疗法 ················ 48

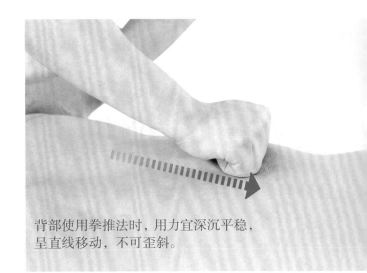

背部使用拳推法时，用力宜深沉平稳，呈直线移动，不可歪斜。

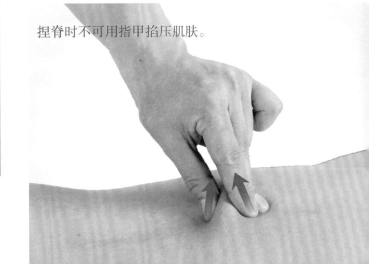

捏脊时不可用指甲掐压肌肤。

第二章
推拿在小儿身上更有效

给宝宝推拿手法要轻柔⋯⋯52

1. 直推法 ⋯⋯⋯⋯⋯⋯⋯⋯ 52
2. 分推法 ⋯⋯⋯⋯⋯⋯⋯⋯ 52
3. 旋推法 ⋯⋯⋯⋯⋯⋯⋯⋯ 53
4. 揉法 ⋯⋯⋯⋯⋯⋯⋯⋯⋯ 53
5. 捏法 ⋯⋯⋯⋯⋯⋯⋯⋯⋯ 54
6. 搓法 ⋯⋯⋯⋯⋯⋯⋯⋯⋯ 55
7. 摩法 ⋯⋯⋯⋯⋯⋯⋯⋯⋯ 55
8. 运法 ⋯⋯⋯⋯⋯⋯⋯⋯⋯ 56
9. 拿法 ⋯⋯⋯⋯⋯⋯⋯⋯⋯ 56
10. 掐法 ⋯⋯⋯⋯⋯⋯⋯⋯ 56
11. 黄蜂入洞 ⋯⋯⋯⋯⋯⋯ 57
12. 按弦走搓摩 ⋯⋯⋯⋯⋯ 57
13. 运水入土 ⋯⋯⋯⋯⋯⋯ 57
14. 运土入水 ⋯⋯⋯⋯⋯⋯ 58
15. 水底捞明月 ⋯⋯⋯⋯⋯ 58
16. 打马过天河 ⋯⋯⋯⋯⋯ 58

小儿推拿常用穴位⋯⋯⋯⋯59

1. 头面颈项部 ⋯⋯⋯⋯⋯ 59
2. 胸腹部 ⋯⋯⋯⋯⋯⋯⋯ 62
3. 腰背部 ⋯⋯⋯⋯⋯⋯⋯ 66
4. 上肢部 ⋯⋯⋯⋯⋯⋯⋯ 68
5. 下肢部 ⋯⋯⋯⋯⋯⋯⋯ 78

捏脊是常用的小儿推拿手法，用拇指和食、中二指将宝宝背部的皮肤轻轻捏起，由下往上操作 3~5 遍，可提高宝宝的脾胃功能。

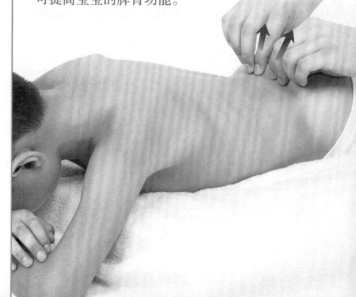

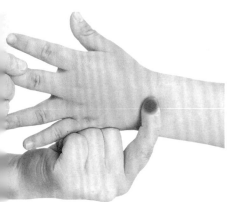

揉一窝风：在手背腕横纹正中凹陷处按揉。

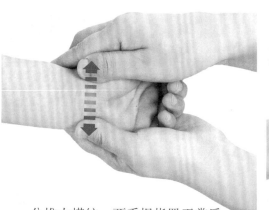

分推大横纹：两手拇指置于掌后横纹（总筋），从中央向两旁分推。

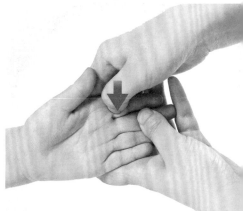

掐揉小横纹：掐揉食指、中指、无名指、小指掌指关节横纹处。

捏捏小手不生病 …………… 80

1. 不爱吃饭 ………… 80

2. 感冒发热 ………… 82

3. 反复感冒 ………… 84

4. 有痰咳不出 ………… 86

5. 咳嗽无痰 ………… 88

6. 白天不咳晚上咳 ………… 90

7. 受凉腹泻 ………… 92

8. 食积腹泻 ………… 94

9. 脾虚腹泻 ………… 96

10. 湿热腹泻 ………… 98

11. 便秘 ………… 100

12. 小儿肺炎 ………… 102

13. 哮喘 ………… 104

14. 过敏 ………… 106

15. 不长个 ………… 108

16. 伤食呕吐 ………… 110

17. 流鼻血 ………… 112

18. 小儿多动 ………… 114

19. 高热惊厥 ………… 116

20. 孩子近视 ………… 118

21. 小儿夜啼 ………… 119

22. 尿床 ………… 120

23. 睡觉磨牙 ………… 122

24. 睡觉爱出汗 ………… 124

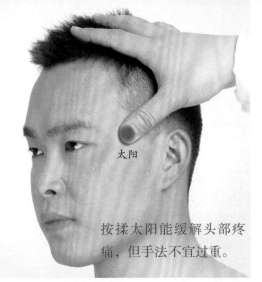

按揉太阳能缓解头部疼痛，但手法不宜过重。

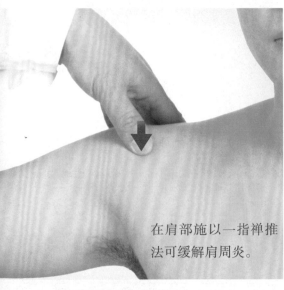

在肩部施以一指禅推法可缓解肩周炎。

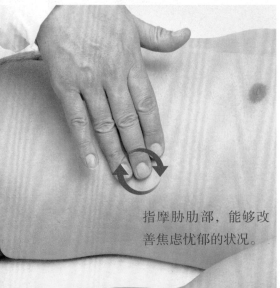

指摩胁肋部，能够改善焦虑忧郁的状况。

第三章
推推按按百病消

颈肩腰腿，哪疼按哪·········128

1. 颈椎病 ················· 128

2. 肩周炎 ················· 130

3. 腱鞘炎 ················· 131

4. 腰肌劳损 ··············· 132

5. 腰椎间盘突出 ··········· 134

6. 关节炎 ················· 136

7. 网球肘 ················· 137

8. 小腿抽筋 ··············· 138

舒缓"高压"，疲劳一扫光···140

1. 眼疲劳 ················· 140

2. 失眠 ··················· 141

3. 头痛 ··················· 142

4. 心悸 ··················· 144

5. 鼠标手 ················· 146

6. 食欲不振 ··············· 147

7. 焦虑忧郁 ··············· 148

推一推，去除常见小毛病···150

1. 感冒 ·································· 150

2. 咳嗽 ·································· 152

3. 发热 ·································· 154

4. 腹泻 ·································· 156

5. 腹痛 ·································· 158

6. 便秘 ·································· 159

7. 耳鸣 ·································· 160

8. 打嗝 ·································· 162

9. 鼻炎 ·································· 163

10. 晕车 ································· 164

11. 牙痛 ································· 165

12. 胃痛 ································· 166

13. 胃下垂 ······························ 168

慢性病用按摩来调理········170

1. 高血压 ······························ 170

2. 糖尿病 ······························ 172

3. 高脂血症 ··························· 174

4. 肥胖症 ······························ 176

5. 慢性胃炎 ··························· 177

6. 冠心病 ······························ 178

7. 慢性支气管炎 ····················· 180

8. 半身不遂 ··························· 182

为感情加分的夫妻按摩······184

1. 月经不调 ··························· 184

2. 乳腺增生 ··························· 186

3. 产后缺乳 ··························· 188

4. 急性乳腺炎 ························ 190

5. 更年期综合征 ····················· 192

6. 痛经 ·································· 194

7. 阳痿 ·································· 195

8. 早泄 ·································· 196

9. 遗精 ·································· 197

突发病症的应急推拿·········198

1. 落枕 ·································· 198

2. 岔气 ·································· 199

3. 足跟痛 ······························ 200

4. 急性腰扭伤 ························ 201

5. 踝关节扭伤 ························ 202

6. 跟腱扭伤 ··························· 204

7. 晕厥 ·································· 205

第四章
保健按摩

全身按摩更轻松 ·············· 208

1. 头面部按摩方法 ··············· 208

2. 颈项部按摩方法 ··············· 210

3. 胸腹部按摩方法 ··············· 212

4. 肩及上肢部按摩方法 ·········· 214

5. 腰骶部及下肢部按摩方法 ······ 216

五脏保养 ·················· 218

1. 养心法 ···················· 218

2. 疏肝法 ···················· 220

3. 健脾法 ···················· 222

4. 宣肺法 ···················· 224

5. 补肾法 ···················· 226

女性必学的美容按摩 ········· 228

1. 祛眼袋 ···················· 228

2. 淡化黄褐斑 ················· 229

3. 滋润肌肤 ··················· 230

4. 丰胸、美胸 ················· 231

按出好身材的减肥按摩 ······· 232

1. 瘦脸瘦下巴 ················· 232

2. 告别虎背熊腰 ··············· 234

3. 减腹部赘肉 ················· 235

4. 美腿塑形 ··················· 236

附录 十四经脉循行及穴位速查　238

经常做干浴面的动作
有瘦脸的效果。

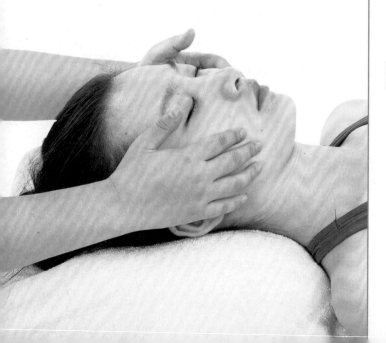

本书推拿符号使用说明

手法	符号	手法	符号
推法	┈┉▶	拍法 击法	↓
摩法 运法 旋推	↻	弹法	▤
按法 揉法 点法	●	振法 抖法	∿∿∿
掐法 一指禅推法	⬇	擦法	▬
拿法 捏法	⬆	捻法 搓法	wwww▶
弹拨法	▲	扳法 拔伸法	┄┄→
背法 摇法	⭕	擦法 抹法	⌣

用双手的掌面夹住上肢，在相对用力做快速搓揉的同时，做上下往返移动，称为搓上肢。搓动要快速均匀，动作不宜中断，移动要缓慢。

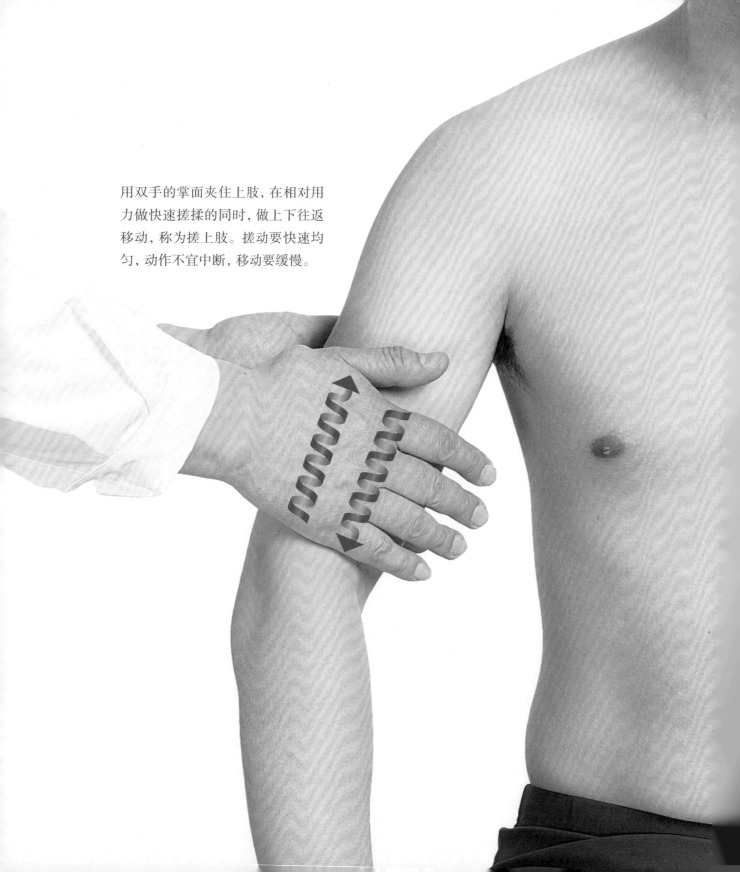

第一章

手法对了
按摩才有效

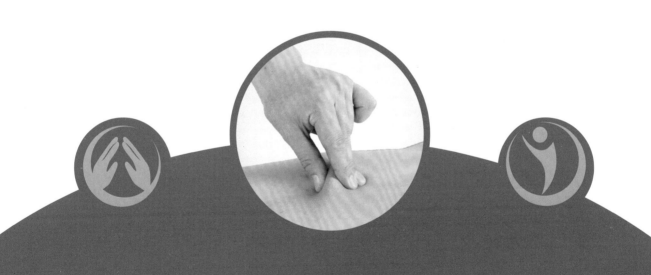

推拿的疗效，很大程度上取决于手法操作是否准确。因此，只有正确掌握推拿手法，多加练习，才能更好地发挥推拿的功效。

24种基础手法足够用

　　推拿也叫按摩，主要是运用各种手法和进行特定的肢体活动来防治疾病的一种方法。因大多数操作都是以手进行，所以，掌握一些基础的手法很重要。就家庭推拿和自我保健按摩来说，能比较熟练地掌握其中24种主要手法，就能达到一般防治疾病的目的。

1. 推法

用拇指、手掌、拳面以及肘尖紧贴治疗部位，运用适当的压力，进行单方向直线移动的手法称为推法。分为指推法、掌推法、拳推法、肘推法。

【操作手法】❶指推法：操作者用拇指指面着力于一定的治疗部位或穴位上，其余四指分开助力，做拇指内收运动，使指面在治疗部位或穴位上做直线推动（按经络循行或与肌纤维平行方向推进）。❷掌推法：操作者用手掌或掌根着力于一定的治疗部位或穴位上，以掌根为重点，运用前臂力量向一定的方向推进。需要增大压力时，可用另一手掌叠于掌背推进。❸拳推法：操作者手握拳，以食、中、无名、小指四指的指间关节背部突起处着力，向一定方向推进。❹肘推法：操作者屈肘关节，用尺骨鹰嘴突起处（肘尖）着力于一定的治疗部位，向一定的方向推进。

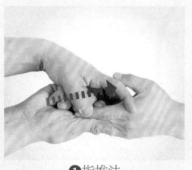
❶指推法

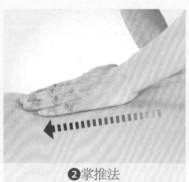
❷掌推法

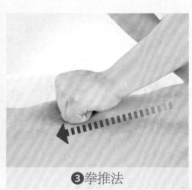
❸拳推法

【推拿要诀】肩及上肢放松，着力部位要紧贴体表的治疗部位。用力深沉、平稳，呈直线移动，不可歪斜。推进的速度宜缓慢、均匀，每分钟50次左右。操作时的压力要适中、均匀，不宜过重，否则易引起皮肤破损。

❹肘推法

2. 拿法

用拇指和食、中二指，或拇指和其他四指对称用力，提拿一定的部位，进行一紧一松的拿捏，称为拿法。

【操作手法】操作者用拇指和食、中二指，或拇指及其他四指对称用力，夹住治疗部位的肌筋，逐渐用力内收，将治疗部位的肌筋提起，并做轻重交替而连续的一紧一松的捏提和捏揉动作。

【推拿要诀】操作时，肩、肘、腕关节放松，动作灵活而柔和。手掌空虚，指腹贴紧患部。蓄劲于内，贯注于指，做连续性的一紧一松运动。不可用指端、指甲内扣。运劲要由轻到重，不可突然用力或使用暴力。拿法刺激性较强，临床上常在拿法后施以搓揉运动，以缓和刺激。

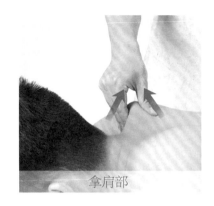

拿肩部

3. 捏法

用拇指和食指或其他手指对称用力，夹住肢体挤捏并逐渐移动，称为捏法。

【操作手法】❶两指捏法：用拇指与食指中节桡侧面用力。**❷三指捏法：**用拇指与食、中二指对称用力。**❸五指捏法：**用拇指与其余四指对称用力。

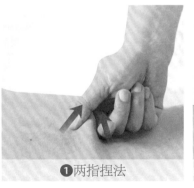

❶两指捏法

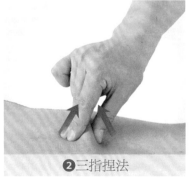

❷三指捏法

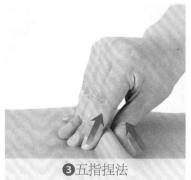

❸五指捏法

【推拿要诀】手指微屈，用拇指和其他手指的指腹捏挤肌肤。捏挤的动作须灵活、均匀而有规律性；须轻快、柔和而有连贯性。移动应顺着肌肉的外形轮廓循序而上或而下。不可用指甲掐压肌肤。不可有跳动，要有连贯性和规律性；对外伤肿胀要慎用本法。

4. 按法

用拇指指面（螺纹面）或掌面按压一定的部位或穴位，逐渐用力深压，按而留之，称为按法。螺纹面着力的称指按法，用掌着力的称掌按法。

【操作手法】❶指按法： 拇指伸直，拇指面着力，逐渐用力下压，使患者产生酸、麻、胀、痛和走窜等感觉，持续数秒后，渐渐放松。其余四指握拳或张开，起支撑作用，并协同助力。

❷掌按法： 肘关节伸直，上肢自然下垂，用掌根、鱼际或全掌着力，单掌或双掌交叉重叠按压体表，按而留之，然后逐渐减轻按压力量，再重复。

【推拿要诀】 按压方向要垂直，用力由轻至重。着力部位要紧贴体表，不能移动。指按法操作时，手腕微屈，前臂用力。掌按腰背部时，按压的力要贯穿足够；按压腹部时，力不宜过强，手掌要随患者呼吸而起伏。

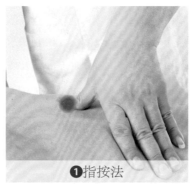

❶指按法

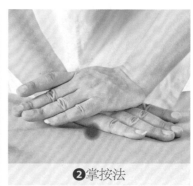

❷掌按法

5. 捻法

用拇指螺纹面和食指螺纹面（或食指桡侧面）相对捏住治疗部位，做对称的快速捻搓动作，称为捻法。

【操作手法】 操作者用拇指螺纹面和食指螺纹面（或食指桡侧面），夹住治疗部位，稍用力，做对称的如捻线状般快速来回捻搓动作。

【推拿要诀】 操作时，腕关节放松，动作要灵活而连贯。用力轻快、柔和，做到捻而不滞、转而不浮。捻搓动作要快，移动要慢，做到紧捻慢移，约每分钟200次。局部撕脱、骨折、血肿初期禁用本法。

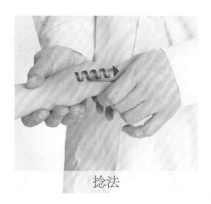

捻法

6. 摩法

用手掌掌面或食指、中指、无名指三指相并指面附着于穴位或部位上，腕关节做主动、环形、有节律的抚摩运动，称为摩法。手指面着力的手法为指摩法，手掌面着力的手法为掌摩法。

【操作手法】❶指摩法：操作者指掌部自然伸直、并拢，腕关节微屈，将食指、中指和无名指的末节指面附着于治疗部位，沉肩、垂肘，以肘关节为支点，前臂做主动摆动，带动腕、指在体表做环旋摩动（顺时针或逆时针方向）。

❷掌摩法：操作者手掌自然伸直，腕关节微背伸，而后将手掌平放于体表治疗部位或穴位，以掌心或掌根部作为着力点，腕关节放松，连同前臂一起做环旋摩动。

【推拿要诀】肩、肘关节及手臂放松，肘关节微屈成120°~150°。腕关节放松，指掌关节自然伸直、并拢，力度要先轻后重，腕关节做主动环旋摩动时，要灵活轻巧，不可滞涩不畅。操作时指面或掌面要紧贴体表治疗部位，可做顺时针或逆时针方向转动。摩动时用力要均匀，动作要轻柔，一般指摩法操作时宜轻快，频率每分钟120次左右，掌摩法操作宜稍重缓，频率每分钟100次左右。

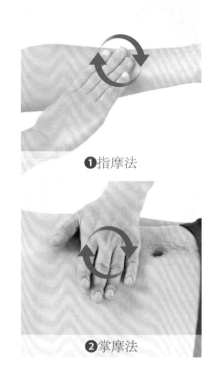

❶指摩法

❷掌摩法

采用指摩法时，手指用力应平稳均匀，不可用指尖过于按压。

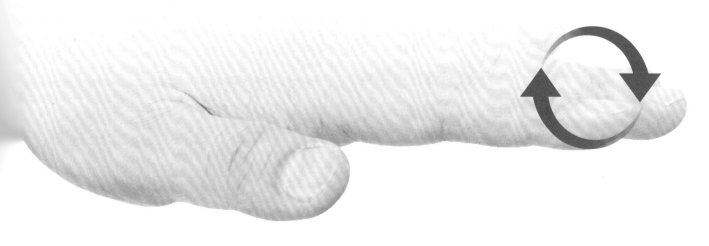

7. 揉法

用手掌大鱼际、手指螺纹面或掌根着力附着于治疗部位或穴位上，做轻柔缓和的环旋揉动，并带动该处的皮下组织一起运动的方法，称为揉法。分为大鱼际揉法、指揉法和掌揉法。

【操作手法】❶大鱼际揉法：操作者沉肩、垂肘，腕关节放松、呈微屈或水平状，拇指内收，四指自然伸直，用大鱼际附着于治疗部位，稍用力下压，以肘关节为支点，前臂做主动摆动，带动腕部，使大鱼际在治疗部位上做轻柔缓和的环旋揉动，并带动该处皮下组织一起运动。
❷指揉法：用指腹着力于治疗部位，做轻柔缓和的环旋揉动，并带动皮下组织一起运动。可细分为中指揉法、双指（食、中指）揉法、三指（食、中、无名指）揉法和拇指揉法。中指、双指和三指揉法要求操作者腕关节微屈，将指腹着力于治疗部位，以肘关节为支点，前臂做主动摆动，带动腕关节摆动，使指腹在治疗部位上做轻柔的小幅度环绕。拇指揉法要求腕关节放松，然后做拇指的掌指关节环旋揉动。**❸掌揉法：**用手掌或掌根着力于治疗部位上，做轻柔缓和的环旋转动，并带动该处皮下组织一起运动。

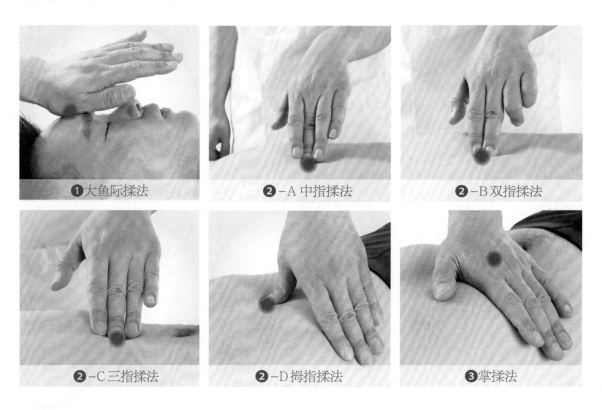

❶大鱼际揉法　❷-A 中指揉法　❷-B 双指揉法

❷-C 三指揉法　❷-D 拇指揉法　❸掌揉法

【推拿要诀】操作时腕关节放松，动作要灵活、吸定，协调而有节律性，既不能有体表的摩擦运动，也不可用力向下按压。频率每分钟120~160次，但做拇指揉法时频率要缓慢。大鱼际揉法操作时以前臂做主动摆动，腕关节不可做主动外展摆动；指揉法揉动幅度要小。

8. 搓法

用双手的掌面夹住一定部位，相对用力做快速搓揉的同时做上下往返移动，称为搓法。

【操作手法】患者肢体放松，操作者用双手掌面夹住肢体的治疗部位，然后相对用力，做方向相反的快速搓揉、搓转或搓摩运动，并同时做上下往返移动。

【推拿要诀】肩及上臂部放松，肘微屈，用双手的掌面夹住治疗部位（不宜夹得太紧）做上下搓动，肘关节内角屈成150°~160°。腕关节放松，动作要灵活，两掌协调用力，搓动要快速均匀，动作不宜中断，移动要缓慢。双手用力要对称，施力深沉，紧贴治疗部位，动作连续不滞涩。

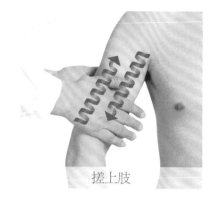

搓上肢

9. 抹法

用拇指螺纹面或手掌面或大鱼际紧贴于皮肤，略用力，做单方向的移动，称为抹法。也可屈食指，用食指中节的桡侧缘做抹法。

【操作手法】❶指节抹法：屈食指，用食指中节的桡侧缘做抹法。**❷指抹法：**用拇指做抹法。**❸掌抹法：**用手掌做抹法称为掌抹法。若侧重于用手掌的大鱼际做抹法，称为大鱼际抹法。

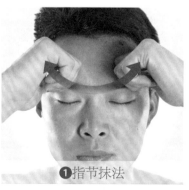
❶指节抹法

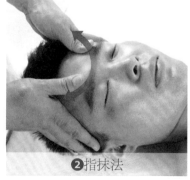
❷指抹法

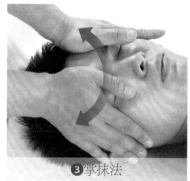
❸掌抹法

【推拿要诀】操作时可成直线移动，也可顺体表治疗部位做弧形或曲线移动。用力要均匀，动作要缓和，做到轻而不浮、重而不滞。着力部位要紧贴皮肤，不要离开，防止皮肤折叠而破损。指面及掌面紧贴皮肤做缓慢的直线或曲线单向移动，其余四指要协同助力。

10. 擦法

用手掌贴附于治疗部位，稍用力向下按压，以肩关节为支点，上臂做主动摆动，带动前臂以及手掌在体表做均匀的上下或左右往返摩擦移动，使治疗部位产生一定的热量，称为擦法。

【操作手法】❶小鱼际擦法：用小鱼际着力摩擦。**❷大鱼际擦法：**用大鱼际着力摩擦。**❸掌擦法：**用全掌着力摩擦。

【推拿要诀】由于操作时直接接触体表，故必须在操作部位涂少许润滑剂（麻油、冬青膏）或其他介质（见34页）。上肢放松，腕关节平伸，使前臂和手掌处于直线上，着力部位要紧贴治疗部位，动作要稳。以肩肘关节屈伸，无论是上下摩擦还是左右摩擦，都必须是直线往返。动作均匀连续，来回往返距离要拉长。动作要有节奏，频率一般每分钟100次左右，压力要均匀适中，擦法一般在使用其他手法之后应用，因为擦法使用后皮肤会潮红，不可在此处再施行其他手法，否则容易破皮。

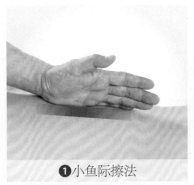
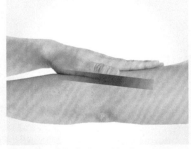
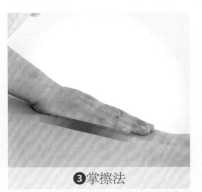

❶小鱼际擦法　　　❷大鱼际擦法　　　❸掌擦法

擦法操作，要求暴露治疗部位，开始几次推擦宜缓和稍慢，之后速度可稍快。

11. 点法

以指端或屈指或肘尖骨突部，着力于施治部位或穴位上，按而压之，戳而点之，称为点法。

【操作手法】❶指点法： 拇指伸直，将力贯注于指端，着力于施治部位及穴位上，按而压之。此法是点法中的常用手法之一，用于一般较明显的穴位及小儿全身诸穴。**❷屈指点法：** 以食指或中指屈曲，将拇指端抵于屈曲之指第二节屈侧，以屈曲的骨突部位着力于施治部位。此法多用于穴位较深、面积稍大的部位，为强力点法。**❸肘尖点法：** 是操作者屈肘，以肘尖着力于施治部位，压而点之或点而循之的方法。此法主要用于肌肉丰厚的穴位或体形肥胖的患者，是循经治疗的方法之一。

【推拿要诀】 方向要垂直，用力由轻至重。按而持续，或下按要有节奏。操作中切忌暴力，而应按压深沉，逐渐施力，再逐渐减力地反复循环，必要时可略加颤动，以增加其疗效。

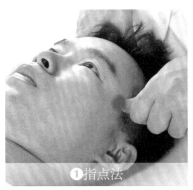

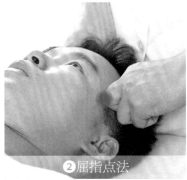

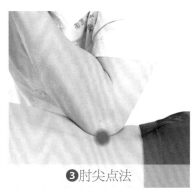

❶指点法　　❷屈指点法　　❸肘尖点法

12. 㨰法

用第五掌指关节背侧吸附于治疗部位上，以腕关节的屈伸动作与前臂的旋转运动相结合，使小鱼际与手背在治疗部位上做持续不断来回滚动的手法称为㨰法。

【操作手法】 操作者手指自然弯曲，用手背第五掌指关节背侧吸定于治疗部位或穴位，肩关节放松，以肘关节为支点，前臂做主动摆动，带动腕关节的屈伸以及前臂的旋转运动，以三、四、五掌指关节为轴，以手掌小鱼际侧为轴，两轴相交形成的手掌背三角区，使之在治疗部位上做持续不断地来回滚动，产生功力。

【推拿要诀】 操作者肩关节放松，并前屈、外展，肘关节屈曲，腕关节放松。第五掌指关节背侧要吸定，小鱼际及手掌背侧要吸附于治疗部位，不可拖动、跳动或滑动。㨰法的速度不可忽快忽慢，频率每分钟120～160次。

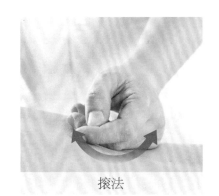

㨰法

13. 抖法

用单手或双手握住患肢远端，微微用力，做连续的、小幅度的、频率较高的上下抖动的手法称为抖法。

【操作手法】❶抖上肢法：握住患者的手腕部，将上肢慢慢地向前外侧抬起约60°，然后稍用力做连续、小幅度、频率较高的上下抖动，并使抖动的波动由腕关节逐渐传递到肩部，使肩关节和上肢产生舒松的感觉。❷抖下肢法：患者取仰卧位，下肢放松伸直。操作者站于其脚后方，用单手或双手分别握住患者的脚踝部，使下肢呈内旋状，并提起离开床面，然后做连续的、小幅度的上下抖动，使髋部和大腿部有舒适放松的感觉。❸抖腕部法：患者取坐位，腕关节放松，操作者双手拇指按放于腕背部，其余四指放于手掌侧，稍用力做指间关节屈曲运动，使腕关节做频率较高、连续、小幅度的上下抖动。或者操作者用食指桡侧抵住腕关节掌侧，稍用力做小幅度、连续、频率较高的上下抖动。

【推拿要诀】肩关节放松，肘关节微屈。以前臂的轻微屈伸带动腕关节运动。操作者需将患者肢体略微牵拉，使其伸直。抖动幅度要小，频率要高，动作要有连续性和节奏感，每分钟160~180次。被抖动的肢体要自然伸直、放松。操作者呼吸自然，动作轻松，抖动幅度不宜太大，肢体的抬高和牵拉要在患者肢体活动范围许可之下进行。

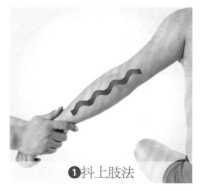

❶抖上肢法

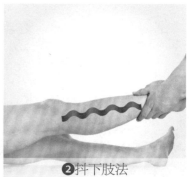

❷抖下肢法

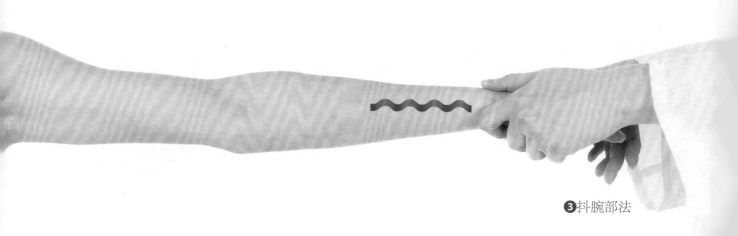

❸抖腕部法

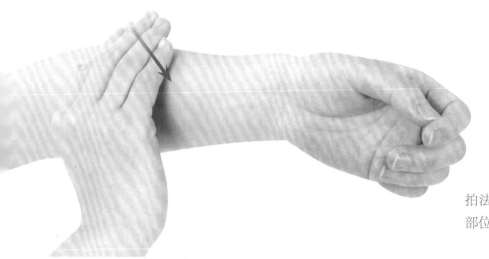

拍法动作要平稳,虚掌同时接触治疗部位,拍打声音清脆,而无疼痛感。

14. 拍法

用虚掌平稳而有节奏地拍打治疗部位的手法,称为拍法。

【操作手法】操作者手指自然并拢,掌指关节微屈,腕关节放松,运用前臂力量或腕力,使整个虚掌平衡而有节奏地拍打体表的治疗部位。

【推拿要诀】拍打应顺肌纤维方向,动作要平稳而有节奏,整个虚掌同时接触治疗部位。腕关节放松,用力均匀。拍打背部时应在脊柱两侧,不应在肋骨两侧,当患者呼气时拍打。对外伤性肿胀一般不做拍打。本法可单手操作,也可双手同时操作,动作协调,使两手一上一下有节奏地交替进行。忌施暴力,特别是对老人及小儿。

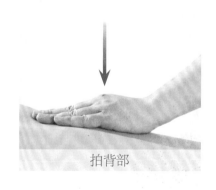

拍背部

15. 掐法

用拇指指甲切取一定的部位或穴位,用力按压,称为掐法。

【操作手法】操作者以单手或双手拇指指甲端,在治疗穴位上重按而掐之。

【推拿要诀】垂直用力按压,由浅入深,不揉动。一般操作4~5次,操作时间不宜过长,中病即止(一见效即停止操作),不宜反复长期使用。施术时避免刺破皮肤。掐法后继用揉法,以缓和刺激,减轻局部不适感。

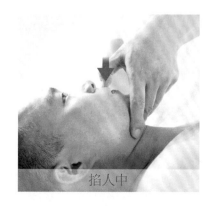

掐人中

16. 一指禅推法

用拇指指端、螺纹面或偏峰（拇指桡侧面）着力于经络穴位或治疗部位上，通过腕部的连续摆动和拇指关节的屈伸活动，使产生的力持续作用于治疗部位，称为一指禅推法。

【操作手法】操作者手握空拳，拇指自然伸直，并盖住拳眼，用拇指指端、偏峰或螺纹面着力于治疗部位或穴位，沉肩、垂肘、悬腕，以肘关节为支点，前臂做主动摆动，带动腕关节、拇指掌指关节或指间关节的屈伸运动，使产生的力轻重交替，持续不断地作用于治疗部位。

【推拿要诀】沉肩：肩关节放松，不要使肩部耸起用力。**垂肘**：上肢肌肉放松，肘部下垂，略低于腕部，同时注意腕部尺侧略低于桡侧。**悬腕**：腕关节自然悬屈，在保持腕关节松弛的状况下，尽量使腕关节悬屈成90°。**掌虚**：手握空拳，指面不贴掌心，使之虚掌，拇指垂直盖住拳眼。**指实**：拇指指端、螺纹面或偏峰自然着力，吸定于治疗部位上。**紧推**：腕部摆动及拇指关节伸屈活动要有节律，每分钟120~160次。**慢移**：固定一点后，移动时应随着腕部摆动，拇指指端、螺纹面或偏峰着力点做缓慢移动。

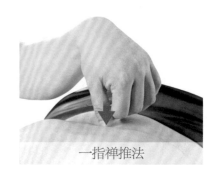

一指禅推法

17. 背法

将患者反背起后进行一系列技巧动作以治疗脊柱病变的一种手法，称为背法。

【操作手法】操作者和患者背靠背站立，双足分开与肩部等宽，用两肘部套住患者的肘弯部，然后弯腰屈膝，将患者反背起，使其双脚离地，臀部抵住腰部，利用患者自身重力，牵伸腰部片刻，做左右摆动，使患者腰部及下肢也随之做左右摆动（使错位的小关节和痉挛的肌肉得以松动）。然后屈膝挺臀，使膝抖动臀部，使患者腰部达到牵伸抖动的作用。

【推拿要诀】操作者臀部顶住患者腰部，患者头颈部靠住操作者背部，患者要肌肉放松，呼吸自然不可紧张、屏气。若患者身材高大，操作者可站在踏板上操作，使患者两脚离地，以保证操作顺利进行。左右摆动和屈膝挺臀动作要相互协调，顺序操作，一气呵成。放下患者时，要先使患者两脚着地，再以两手扶其大腿慢慢放下。

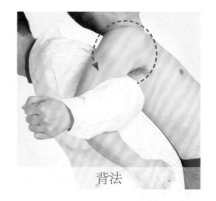

背法

18. 弹法

用手指弹打治疗部位或穴位的手法，称为弹法。

【操作手法】❶**食指弹法：**操作者用拇指指腹紧压住食指指甲，而后做伸指运动，将食指迅速弹出，连续弹击治疗部位。❷**中指弹法：**操作者用拇指指腹紧压住中指指甲，而后做伸指运动，将中指迅速弹出，连续弹击治疗部位。❸**中、食指弹法：**操作者用食指抵于中指指腹，或中指抵于食指，用力将中、食二指做突然的反向运动。

【推拿要诀】弹击力要均匀而连续。弹击强度，以不引起疼痛为度。动作要轻巧而灵活，悬弹而击之，不可时断时续。连续弹击频率每分钟160次左右。头面部操作时，弹击力量宜轻巧，在四肢关节处则可略重。

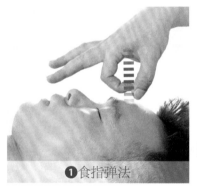
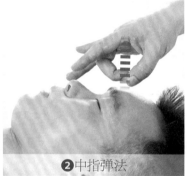
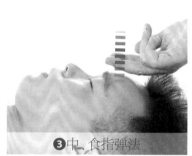

❶食指弹法　　　　❷中指弹法　　　　❸中、食指弹法

19. 弹拨法

用拇指按于穴位或治疗部位，适当用力下压，再做与肌纤维垂直方向的弹拨运动，称为弹拨法。

【操作手法】拇指伸直，其余四指微屈分开，依附于附近肢体，拇指端为着力点向下按压至一定的部位，做与肌纤维方向垂直的弹拨运动。

【推拿要诀】按压至一定的深度。弹拨的方向与肌纤维方向垂直。当肌肉丰厚，单手力量不足时，可用双手拇指重叠下按弹拨，以增加刺激量。用力要适当，过重往往引起患者肌肉紧张，难以透达治疗部位，若强行弹拨则易造成新的损伤反而加重症状。

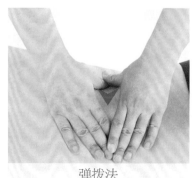

弹拨法

20. 摇法

以患肢关节为轴心，使肢体做被动环转运动的手法，称为摇法。操作者用一手固定肢体，另一手握住关节的远端肢体做缓和的环转运动，使被摇的关节做顺时针及逆时针方向的摇动。

❶颈部摇法：患者取坐位，颈项部放松，操作者站于其背后或侧方，一手扶住其头顶稍后部，另一手托住其下颏部，双手朝相反方向用力，使头部向左或向右缓缓转动。操作时用力不可过猛。颈部摇法具有舒筋活络、通利关节、解除压迫的作用。可用于治疗颈椎病、落枕、颈部扭伤等症。

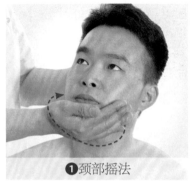

❶颈部摇法

❷肩部摇法：患者取坐位，肩部放松，患肢自然屈肘，操作者站于其患侧，上身略前倾，一手扶住患者肩关节上部，同时另一手托起患者肘部（使患者前臂搭于操作者的前臂部），然后做缓慢的顺时针及逆时针方向的转动。肩部摇法可恢复肩关节正常运动范围，治疗肩周炎及因创伤后固定导致的肩关节粘连。

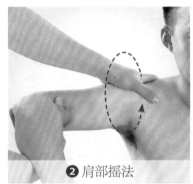

❷肩部摇法

❸肘关节摇法：患者取坐位或卧位，屈肘约45°，操作者站于其患侧，一手扶住患者肘部，另一手拉住患者腕部，双手协调施力，使肘关节做顺时针或者逆时针方向的环转运动，环转的幅度由小到大，逐渐增加。常用于网球肘、肘部骨折后遗症等病症。

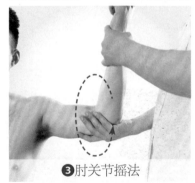

❸肘关节摇法

【推拿要诀】操作时动作要缓和，用力要平稳。摇动速度宜缓慢，不宜急速。摇转的幅度，要由小到大，并根据病情恰如其分地掌握，做到因势利导，适可而止。摇转的幅度必须限制在关节生理许可范围之内，或者患者可以忍受的范围内。

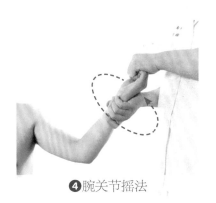

❹腕关节摇法

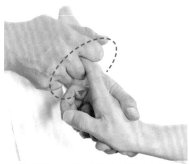

❺掌指关节或指间关节摇法

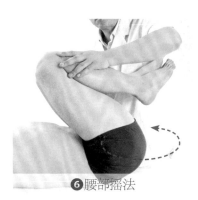

❻腰部摇法

❹腕关节摇法: 操作者一手握住患肢腕关节上端,另一手握住手掌部,先做腕关节的拔伸,而后做腕关节的顺时针或逆时针方向环转摇动。摇动的幅度以患者能够忍受的程度为限。

❺掌指关节或指间关节摇法: 操作者一手握住患掌或患指的近端,另一手捏住患者手指,先拔伸掌指关节或指间关节,而后做顺时针及逆时针方向的掌指关节或指间关节环转摇动。

❻腰部摇法: 患者仰卧位,双下肢并拢,屈髋屈膝。操作者双手分按其两膝部,或一手按膝部另一手按膝关节下方或足踝部,两手臂协调用力,做环转摇动。

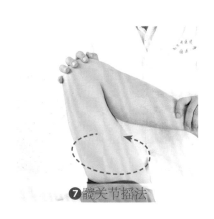

❼髋关节摇法

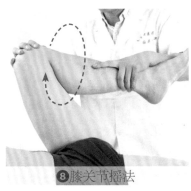

❽膝关节摇法

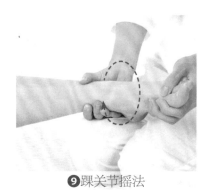

❾踝关节摇法

❼髋关节摇法: 操作者一手扶住膝部,另一手握住其踝部,使其髋关节屈曲至90°左右,然后做顺、逆方向的环转运动。

❽膝关节摇法: 操作者一手扶住膝关节上方,另一手握住其小腿下端,使膝关节屈曲至90°,然后做顺、逆方向的环转运动。

❾踝关节摇法: 一手托住其足跟,另一手握住其足趾部,稍用力做牵引拔伸踝关节运动,并在此基础上做踝关节的环转运动。

21. 扳法

操作者两手分别固定住患者关节的近端和远端，然后做相反方向或同一方向相互用力，使关节慢慢被动活动至有阻力时，再做一短促、稍增大幅度、有控制、突发性的扳动。

❶颈椎斜扳法：患者取坐位，头略前俯，颈部放松，操作者站于其侧后方，用一手扶住其后脑部，另一手托起下颏部，两手协同动作，使头向患侧慢慢旋转。当旋转至一定幅度时稍停顿，随即用劲再做一个稍增大幅度（5°~10°）的快速扳动，此时也常可听到"喀嗒"的响声，一达到目的即松手。

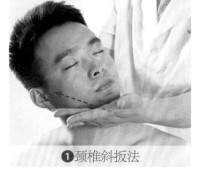

❶颈椎斜扳法

❷胸椎对抗复位法：患者取坐位，双手交叉扣置于脑后项部，操作者站于其后，用一侧膝部顶住患部，用双手从患者腋下伸入其上臂之前，前臂之后，并握住前臂下段，嘱患者做前俯后仰运动。在做后仰运动时，操作者两手同时向上、向后牵拉，膝部同时将患者胸椎向下、向前顶按，上下对抗用力。

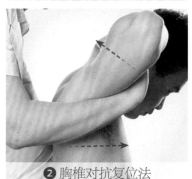

❷胸椎对抗复位法

❸腰椎斜扳法：患者取侧卧位，位于下面的下肢自然伸直，上面的下肢屈髋屈膝。操作者面对患者而立，一手按其肩前部，另一手用肘部或手掌抵住其臀部，双手协同用力，将肩部向前缓缓推动，将臀部向后按压，使其腰椎扭转至有阻力时，再做一个稍增大幅度的突发性扳动，听到"喀嗒"声即可。

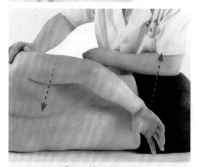

❸腰椎斜扳法

【推拿要诀】操作时，不能超出或违反关节的生理功能范围，忌强拉硬扳，急躁从事。在颈椎和腰椎应用扳法时，可闻及响声。但由于疾病性质不同，在实际操作中若不能获得这种响声，也不要勉强从事，以免使用暴力、蛮力，造成不必要的扭伤，带来不良后果。

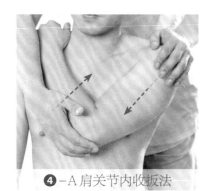

❹-A 肩关节内收扳法

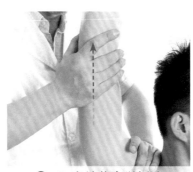

❹-B 肩关节上举扳法

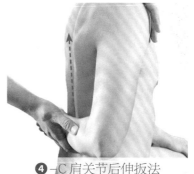

❹-C 肩关节后伸扳法

❹-A肩关节内收扳法： 患者取坐位，将患肢放于胸前。操作者站其后侧紧靠其背部，一手扶住患肩，另一手托住患肢肘部将肩关节内收。至有阻力时，两手同时运动做肩关节内收扳动。也可将患肩外展，施以扳法。

❹-B肩关节上举扳法： 患者取坐位，操作者站于患者侧前方或侧后方。用上臂托起患者上肢，同时用手掌握住患者肘部，另一手掌按于肩部，当肩关节上举到一定限度时，手掌下按，前臂上举，同时用力扳动肩部。

❹-C肩关节后伸扳法： 患者取坐位，患肢自然下垂放松，操作者站于其侧方，用自己与患肩同侧的手扶住患肩，另一手握住其腕部，使患肢后伸、屈肘，手背贴于背部缓缓上提至最大限度时，而后沿脊柱向上扳动。

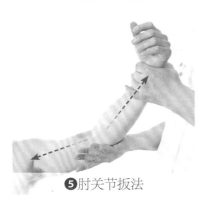

❺肘关节扳法

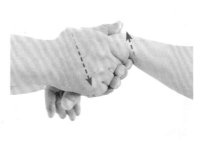

❻腕关节扳法

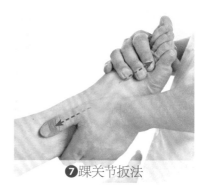

❼踝关节扳法

❺肘关节扳法： 操作者用一手扶住肘关节，另一手握住其腕部，反复屈伸肘关节，至最大限度时，做相反方向运动，扳动肘部。

❻腕关节扳法： 操作者握住其手掌部，先将腕关节拔伸，在拔伸的基础上再做腕关节的屈伸扳法，或左右侧屈扳法。

❼踝关节扳法： 操作者一手托住足跟，另一手握住跖趾部，先做拔伸，在此基础上，再做踝关节的屈伸扳法以及内、外翻扳法。

22. 振法

以指或掌吸附于治疗部位，做频率密集的快速振颤动作的手法，称为振法。

【操作手法】患者取坐位或卧位，操作者用单手或双手指端或手掌面着力于治疗部位，意念集中于指端或手掌心，然后前臂和手部的肌肉强烈地做静止性收缩，使手臂发出快速而强烈的振颤，并使之通过指端或手掌心传递到机体，在治疗部位内产生舒松和温热感。❶**指振法：**以手指端着力振颤。❷**掌振法：**以手掌面着力振颤。

【推拿要诀】肩及上臂放松，肘关节微屈。前臂及手掌部肌肉要强力地静止性用力，使力量集中于手指或手掌上，使被推拿的部位发生振动。施术时意念集中在指端或掌心，呼吸要自然放松。动作要连贯、持续，一般要求3分钟以上，频率要快，每分钟要求300~400次。

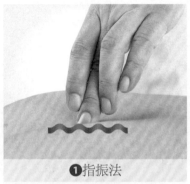

❶指振法

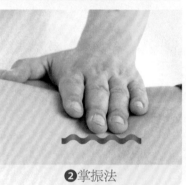

❷掌振法

掌振法施于腹部时，患者不可屏气，操作者在施术中，着力部位不能离开施术部位，也不可过分用力向下按压，并且振颤不可中断。

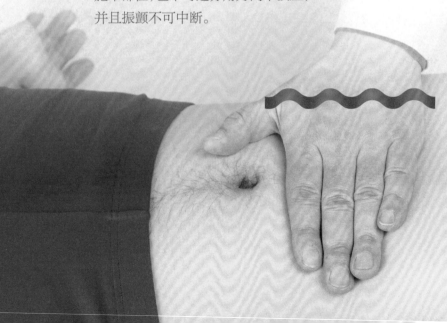

掌击法叩击背部时，切忌击打骨骼突起部位，以免引起不必要的疼痛。

23. 击法

用拳、掌、指击打体表的方法，称为击法。用拳击打的方法，称为拳击法；用手掌击打的，称为掌击法；用手指击打的，称为指尖击法；此外，还可借助桑枝棒等工具击打。

【操作手法】❶拳击法：操作者手握空拳，腕关节伸直，而后做屈伸肘关节的运动，用拳背或拳心或拳眼击打治疗部位。**❷掌击法：**操作者手指自然松开，微屈，腕关节伸直或略背伸，以掌根或掌心或侧掌为着力点，运用前臂的力量有节奏地击打治疗部位。因此可以据此分为掌根击法、掌心击法和侧掌击法。**❸指尖击法：**操作者手指自然弯曲，四指分开成爪形，而后做腕关节的伸屈运动，使小指、无名指、中指、食指如雨点下落状轻击治疗部位。

【推拿要诀】运用拳击法和掌击法时，腕关节要挺直，不能有屈伸动作，运用肘关节伸屈力量进行击打。施拳背击法时，注意整个拳背皆平衡地接触治疗部位，切忌于关节突起处着落，否则易引起局部疼痛及损伤。指尖击法运用腕力进行叩击，腕关节放松。操作时，上下幅度要小，动作宜轻快而有节奏。

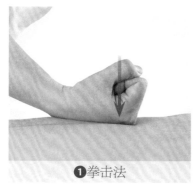

❶拳击法

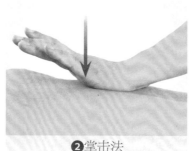

❷掌击法

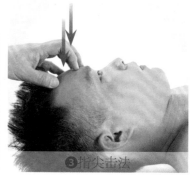

❸指尖击法

24. 拔伸法

一手固定关节一端,另一手做对抗性用力,或以自身体重固定一点,两手握住关节远端,徐徐用力,使关节伸展、扭转,达到整复错位的作用,这种关节牵引手法称为拔伸法。

【**操作手法**】操作者握住患者关节的远端,沿患肢纵轴方向牵拉、拔伸,或者操作者用手分别握住患肢关节的两端,向相反方向用力拔伸、牵引。

❶**颈椎拔伸法**:患者取坐位,头呈中立位或稍前倾位,操作者站于患者后方或侧方,一手拇指食指托住患者枕部,另一手肘弯部托住患者下颏(下巴),两手同时逐渐用力向上拔伸。

❷**肩关节拔伸法**:患者坐于低凳上,患肢放松。操作者站于其侧方,双手握住其肘部,慢慢向上做上举运动,至最大限度时,做持续性的向上牵拉肩部运动。

❸**腕关节拔伸法**:患者取坐位,操作者与患者对面而坐(或站),用双手握住患肢掌部,逐渐用力拔伸,并嘱患者身体向另一侧倾斜,形成对抗用力。或操作者一手握住患者前臂下端,另一手握住其手掌部,两手同时向相反方向用劲,逐渐牵拉,拔伸腕部。

❹**肘关节拔伸法**:患者取坐位,上肢放松。操作者用一手固定肘关节的近端,另一手握前臂远端,先做前臂外旋,而后逐渐加力拔伸肘部,同时嘱患者身体向对侧倾斜对抗,或助手用双手固定上臂对抗。

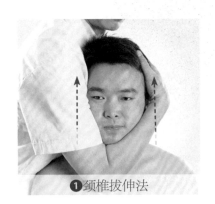

❶颈椎拔伸法

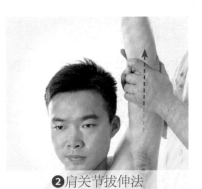

❷肩关节拔伸法

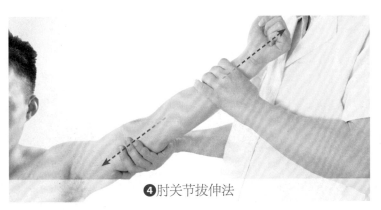

❹肘关节拔伸法

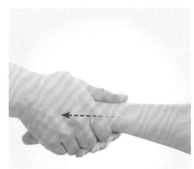

❸腕关节拔伸法

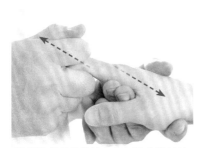

❺掌指关节拔伸法和指间关节拔伸法

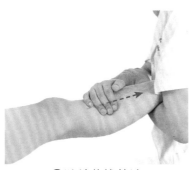

❻髋关节拔伸法

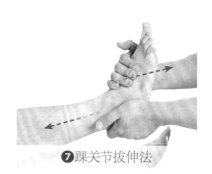

❼踝关节拔伸法

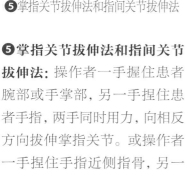

❺掌指关节拔伸法和指间关节拔伸法： 操作者一手握住患者腕部或手掌部，另一手捏住患者手指，两手同时用力，向相反方向拔伸掌指关节。或操作者一手捏住手指近侧指骨，另一手捏住患者同一手指的远侧指骨，两手同时用力，向相反方向拔伸指间关节。

❻髋关节拔伸法： 患者仰卧位，双手抓住床边，或由助手固定骨盆。操作者双手握住患肢踝部或用腋下夹住踝关节平面以上部位，并屈肘用前臂托住小腿后侧，握住对侧手臂下1/3处，另一手扶住患肢膝上，逐渐用力向上拔伸髋关节，不可用一次突发的猛力。

❼踝关节拔伸法： 患者取仰卧位，操作者用一手托住患肢足跟部，另一手握住患肢的五趾端，两手同时运动向后用力，逐渐牵拉、拔伸踝关节。用力恰当，适可而止，切忌粗暴。此法具有治疗骨折、整复错位、纠正畸形等功效，常与旋转、屈曲等手法配合使用。

【推拿要诀】 操作时，动作要平稳而柔和。拔伸时，不可用突发性的猛力牵拉，用力要均匀而持续。力量由小到大，逐渐增加。拔伸的力量和方向由患者关节的生理活动范围或耐受程度而定，适当控制，防止造成不良后果。

做好准备效果加倍

1. 推拿的介质

介质又称递质，是在手法操作前，先涂抹在治疗部位的一种药物制剂。操作时使用介质，除了可提高治疗效果，还能增强润滑作用，以保护患者皮肤，防止造成皮肤破损。

介质有药膏、药散、药丸、药酒、药油、药汁等多种剂型。

药膏：用药物加适量赋形剂（如凡士林）调制而成的膏剂，根据药物组成的功效，产生各种不同的治疗作用，如冬青膏、野葛膏等。

药散：把药物曝干，捣细，研末，即为药散，其作用根据药物组成的功效而定，有摩头散、摩腰散、摩项散等。其作用根据药物组成而定。

药丸：把药物曝干，捣碎为末，炼蜜为丸，如小豆或半枣大。

药酒：将药物置于75%酒精或白酒中浸泡而成，根据浸泡的药物功效，产生不同的治疗效果。有葱姜水、薄荷水、伤筋药水、舒筋活络药水、正骨药水等。

药油：把药物提炼成油剂，同样根据药物的功效产生不同的临床效果，有红花油、松节油、麻油等。如运用擦法时涂上适量麻油，可增强手法透热效果。

药汁：即把药物洗净，捣碎取汁。如秋冬季用葱姜汁，春夏季用薄荷汁，具有发汗解表、温通发散的功效。

滑石粉：一般在夏季或小儿推拿中应用。夏季易出汗，在出汗部位运用手法操作，容易造成皮肤破损，局部敷以滑石粉，可保护患者和操作者皮肤。

水：即清水，有清凉、退热、防止皮肤破损的作用。如小儿推拿中常用手蘸水后进行推法操作。

除以上介绍的介质外，在家庭治疗时，也可使用下面这些常用、易备的介质：鸡蛋清，适用于热病、久病后期、手足心热、烦躁失眠、嗳气吐酸等病症；白酒，最好用浓度较高的粮食白酒，多用于损伤疼痛或麻木、瘀肿等病症，小儿禁用。

Tips **家庭常用介质——薄荷水和葱姜汁的制作**

薄荷水：取鲜薄荷叶（干品加倍）浸泡于适量开水中，加盖停放1日后，去渣取汁用。多用于发热或局部红肿热痛等一切热证，以及夏日治疗时应用。

葱姜汁：取葱白、鲜生姜等量切碎、捣烂，按1:3的比例浸入95%酒精中，停放3~5日后，取汁液应用。多用于风寒引起的感冒、头痛等症。

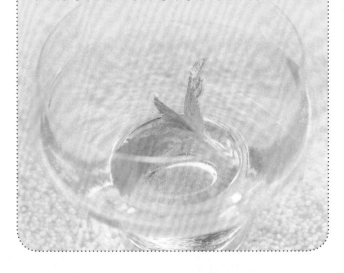

2. 推拿的力度与时间

推拿的力度不是指操作者使用的力量大小，而是指患者对于力量的感应程度，也就是刺激量。手法的轻重，因各人的体质、接受手法的部位、接受刺激的阈值而异，一般以患者的酸胀感来衡量，以产生较强烈的酸胀感为重手法，以产生轻微的酸胀感为轻手法。

推拿力度不是越大越好：推拿中，并不是力量越大效果就越好，而是需要根据病情选择合适的刺激量和时间，如果使用不当反而会造成不良治疗后果。推拿中用力并不是单纯指力气大，而是一种技巧力。要根据治疗对象、施术部位、手法性质、病症虚实以及患者的体质而变化应用，并以此调整力度的大小，施加恰当的手法力量。因此用力的基本原则是既保持治疗效果，又避免产生不良反应。

推拿时间要依据病情而定：推拿也不是操作时间越长效果就越好，内科、妇科和慢性劳损疾病操作时间要长一些，一般需要半小时甚至更长时间。软组织急性损伤疾病操作时间要短一些，通常在10~15分钟，甚至更短，操作时间长有时还会加重症状，所以需要根据不同病情决定推拿操作时间。

3. 使用手指及辅助工具找穴

准确取穴是治疗疾病的前提，而要快速准确地定取穴位，必须采用恰当的取穴方法。常用的取穴方法包括骨度分寸取穴法、手指同身寸取穴法、体表标志法和简便取穴法等。

骨度分寸取穴法

骨度分寸法是以人体骨节为主要标志，将两骨节之间的长度折量为一定的分寸，用以确定穴位位置的方法。

Tips　如何正确运用骨度分寸法取穴

骨度分寸数值固定：无论年龄长幼、形体高矮胖瘦，其相同部位的骨度分寸是一样的，如小儿股骨大转子至膝中为19寸，而老人仍为19寸；体高、肥胖者膝中至外踝尖是16寸，体矮、瘦弱者也是16寸。

"分寸"应视为比例或等份：如前后发际中点间骨度分寸为12寸，我们可看作是将前后发际中点之间平均分为12个等份，其每一等份的长度是因人而异的。

对不同部位要"因地制宜"：如定取头部穴位时，应用头部的骨度分寸；定取上肢穴位，应用上肢部的骨度分寸。这是因为不同部位的骨度分寸并不完全相等，甚至有明显的差异，如分别从前臂部和下腹部各取1寸，其长度大多不等。

定取下肢部穴位时要注意：下肢部的骨度分寸包括大腿内侧、外侧、后侧，还包括小腿的内外侧等，在取足三阴经下肢内侧的穴位时，要用下肢内侧的骨度分寸；足三阳经分布于下肢外侧及后侧的穴位，应采用下肢外侧的骨度分寸。

横寸与直寸不能混淆：如足阳明胃经的梁门穴位于脐上4寸、前正中线旁开2寸，这里的4寸为直寸（纵向为直寸），应从胸剑联合至脐中的8寸中定取；而2寸为横寸（横向为横寸），则应从两锁骨中线之间的8寸中定取。

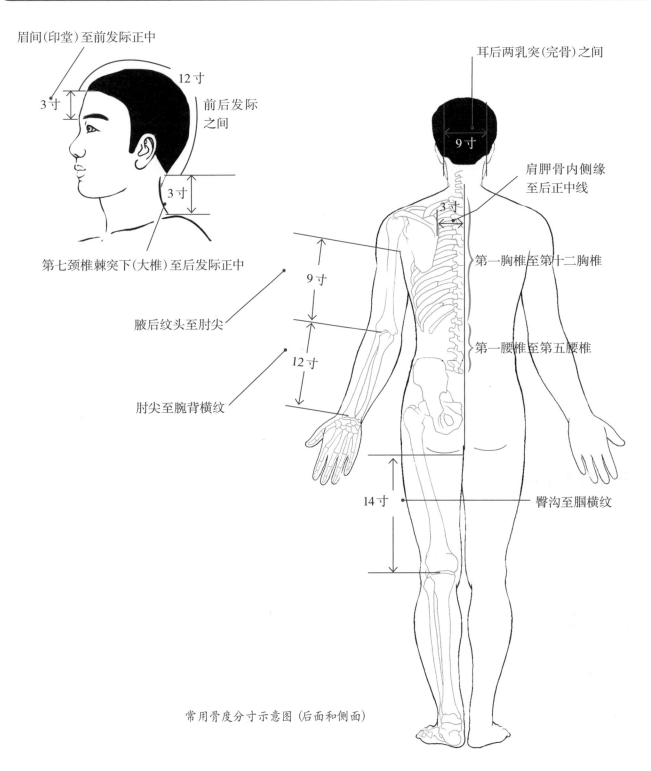

眉间(印堂)至前发际正中

12寸

3寸

前后发际之间

3寸

耳后两乳突(完骨)之间

9寸

肩胛骨内侧缘至后正中线

3寸

第七颈椎棘突下(大椎)至后发际正中

第一胸椎至第十二胸椎

腋后纹头至肘尖

9寸

第一腰椎至第五腰椎

12寸

肘尖至腕背横纹

14寸

臀沟至腘横纹

常用骨度分寸示意图(后面和侧面)

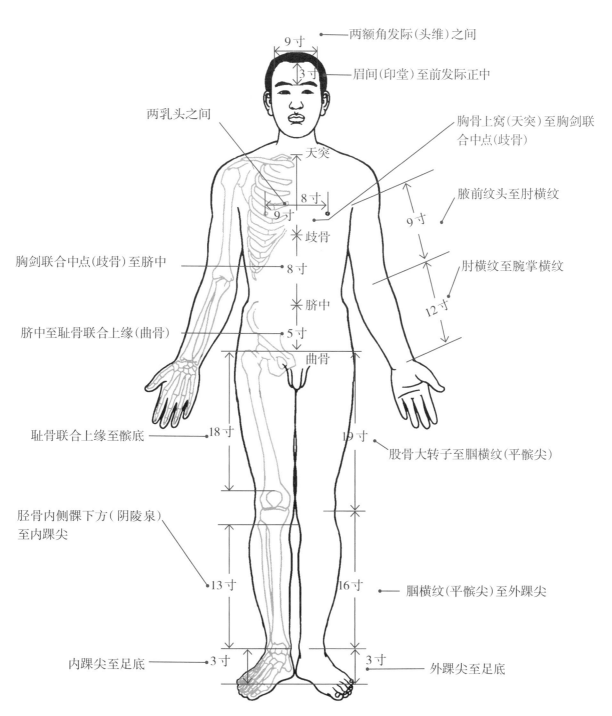

两额角发际(头维)之间

眉间(印堂)至前发际正中

9寸

3寸

两乳头之间

天突

胸骨上窝(天突)至胸剑联合中点(歧骨)

8寸

9寸

腋前纹头至肘横纹

歧骨

胸剑联合中点(歧骨)至脐中

8寸

脐中

12寸

肘横纹至腕掌横纹

脐中至耻骨联合上缘(曲骨)

5寸

曲骨

耻骨联合上缘至髌底

18寸

19寸

股骨大转子至腘横纹(平髌尖)

胫骨内侧髁下方(阴陵泉)至内踝尖

13寸

16寸

腘横纹(平髌尖)至外踝尖

内踝尖至足底

3寸

3寸

外踝尖至足底

常用骨度分寸示意图(前面)

手指同身寸取穴法

又名手指比量取穴法、指寸取穴法。因人手指的长度和宽度与其他部位有着一定的比例，所以可以用患者自己的手指来测量定穴。首先确定手指一定部位的长度，在骨度分寸的基础上，用手指比量取穴。"同身寸"也就是患者自己手指的尺寸。临床上，因患者自身不便于操作，操作者多以自己的手指比量，这就要求操作者在治疗时，必须参照治疗对象的身材高矮胖瘦，适当增减比例，才能较准确地定取穴位。

手指同身寸取穴法包括中指同身寸、拇指同身寸和横指同身寸三种。以中指第二节两头横纹间的距离作为1寸，称作中指同身寸法；以拇指指关节横纹的宽度为1寸，称作拇指同身寸法；将食指、中指、无名指、小指并拢，以中指中节横纹处为准，四指横量作为3寸，称横指同身寸法等。

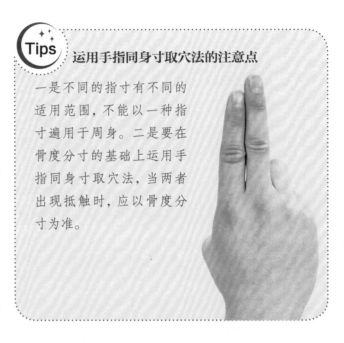

Tips **运用手指同身寸取穴法的注意点**

一是不同的指寸有不同的适用范围，不能以一种指寸遍用于周身。二是要在骨度分寸的基础上运用手指同身寸取穴法，当两者出现抵触时，应以骨度分寸为准。

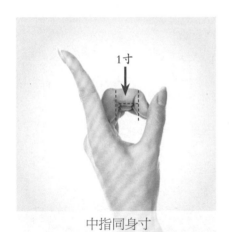

中指同身寸

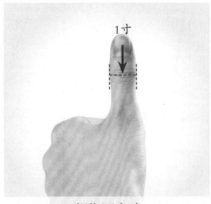

拇指同身寸

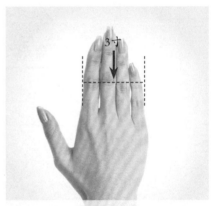

横指同身寸

中指同身寸：中指屈曲时，以中指中节桡侧两端纹头之间的距离为1寸。适用于四肢取穴的直寸及脊背取穴的横寸。

拇指同身寸：拇指伸直时，以拇指指关节横纹的宽度作为1寸。适用于度量四肢部穴位的直寸。

横指同身寸：将食指、中指、无名指、小指并拢，以过中指近端指关节横纹处的四指宽度作为3寸。多用于下肢、下腹部的直寸和背部的横寸。

体表标志法

　　体表标志法是根据人体自然标志取穴的方法。包括体表固定标志和体表活动标志两种。

　　体表固定标志:不需借助身体的活动就能直接在体表看到或触摸到的,叫作体表固定标志。如五官、毛发、指(趾)甲、乳头、脐、部分骨节凸起或凹陷、肌肉纹理等,利用这些标志就能够直接定取穴位。如鼻尖高点取素髎、两眉之间取印堂、眉毛的中央取鱼腰、脐中取神阙等。

　　体表活动标志:在一定的身体活动情况下才可看到或触及的,叫作体表活动标志。如咀嚼时咬肌隆起,在隆起的高点处取颊车;张口时耳前呈现一纵向的沟形凹陷,此凹陷中,在平耳屏上切迹处取耳门,平耳屏切迹处取听宫,平耳屏间切迹处取听会等。

　　体表自然标志还可以作为骨度分寸的测量标志点(线),如前后发际的中点、额角发际等。此外,体表自然标志还是确定其他穴位的基准,如定取背腰部穴位时,其纵向的骨度常以椎体为准,而确定椎体,需要先定准第四腰椎、第七颈椎(见下页)等重要标志。

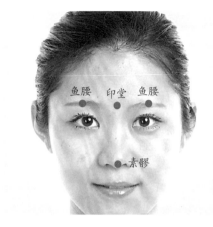

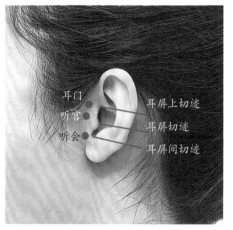

简便取穴法

　　简便取穴法是临床上常用的一种简便易行的取穴方法,是广大医家在实践中总结出来的。如列缺,以患者左右两手之虎口交叉,一手食指压在另一手腕后高骨的正中上方,当食指尖处有一小凹陷就是本穴。又如劳宫,半握拳,以中指的指尖切压在掌心的第1横纹上,就是本穴。再如章门,正坐,屈肘合腋,肘尖所指处,按压有酸胀感处即是。

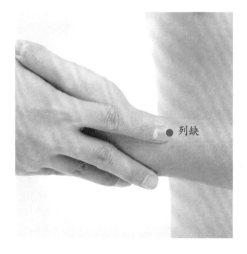

常用的体表标志

枕外粗隆：位于后头部，是枕骨大孔后上方的隆凸，在枕外粗隆下缘的凹陷中可取风府（后发际正中直上1寸）。风府到印堂之间的骨度为14寸，到大椎为4寸，对发际不明显者，可以此为标志定取头部穴位。

第七颈椎：因其棘突在颈椎中最长，故又称为"隆椎"。确定第七颈椎的方法有多种，当低头时，项部隆起最明显的便是第七颈椎；也可将食指、中指、无名指三指分别置于项部的三个棘突上，令患者活动颈项，最后一个活动明显的便为第七颈椎。在第七颈椎棘突下可定取大椎，以此为基准又可确定其他胸椎及腰椎，以定取腰背部诸穴。

第四腰椎：简便的确定方法为两侧髂嵴高点的连线平第四腰椎棘突下。在第四腰椎棘突下可取腰阳关。以第四腰椎为参照，可定取腰背部及尾骶部的其他穴位。

胸骨角：胸骨角是胸骨柄与胸骨体之间所形成的向前突起，胸骨角平第二肋骨，即胸骨角的两侧与第二肋骨相连。定取胸骨角时，可令患者做扩胸状，在胸骨柄与胸骨体之间的突起便是；也可以沿胸骨柄向下滑摸，当指下感觉转角时便是。在胸骨角的中点处，可取华盖。也可先定取第二肋骨，这样就能依次确定肋间隙，从而定取其他穴位，如前正中线上第四肋间隙取膻中。

胸剑联合：为胸骨体与剑突之间的结合部，是骨度分寸的一个重要基准点。因胸骨体自后上到前下，而剑突自前上到后下，所以两者的结合部就形成一定的转角，当沿着胸骨体向下滑摸时，出现转角处便为胸剑联合部。胸剑联合至肚脐中央为8寸，两者连线中点可取中脘。

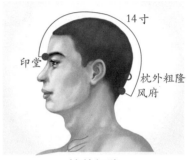

枕外粗隆

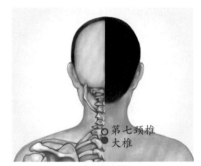

第七颈椎

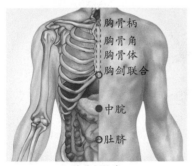

胸剑联合

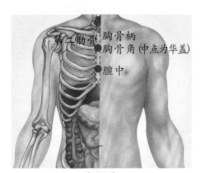

胸骨角

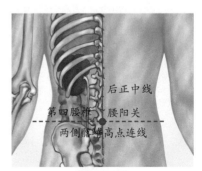

第四腰椎

4. 推拿的补泻方法

什么是补法，什么是泻法

一般说来，凡是刺激时间长，作用部位较浅，对肌肉有兴奋作用的手法，偏重于补；凡刺激时间短，作用部位较深，对肌肉组织有抑制作用的手法，偏重于泻。

对于某一脏腑来说，弱刺激能活跃、兴奋生理功能，强刺激能抑制生理功能。如推拿治疗脾胃虚弱者，在脾俞、胃俞、中脘、气海等穴用轻柔的一指禅推法进行较长时间的节律性刺激；胃肠痉挛者则选用背部相应背俞穴采用点按等较强刺激的手法作短时间的治疗，即可获效。可见，对脏腑而言，作用时间较短的重刺激谓之泻，作用时间较长的轻刺激谓之补。

补泻手法的作用

推拿治疗中，补泻作用是推拿手法刺激机体后，引起人体某相应部位以至全身气血津液脏腑功能都产生相应的变化。推拿手法是否能起到治疗作用，取决于两个要素：一是手法的性质和量；二是被刺激部位或穴位的特异性。因此推拿手法的补泻作用，与手法的轻重、方向、频率、刺激的性质、刺激时间的长短以及操作部位等都有密切的关系。

根据不同体质采用补泻手法

针对患者不同的体质，推拿也应当辨证使用手法。对于体弱患者，推拿时应多用轻柔之法，缓缓求效，以防耗气伤精、损其筋脉；对于体壮者，推拿用力宜稍重，以求速效。从体形上看，瘦人气滑，多用补法；肥人气涩，多用泻法。从性格上看，性格好动，性格急躁者，宜泻法；性格沉静，性静舒缓者，宜补法。病情也是一个不容忽视的因素。病程短，病情急者，多用泻法；病程长，病情缓者，多用补法。此外，性别、年龄、民族、籍贯、嗜好等也是应该考虑的因素。

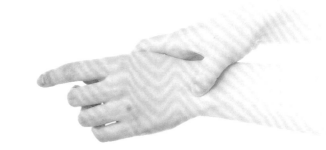

方法	手法轻重	方向	频率	刺激的性质	刺激时间的长短	操作部位
补	轻	顺时针	慢	弱刺激	长	作用部位较浅，对肌肉组织有兴奋作用
泻	重	逆时针	快	较强刺激	短	作用部位较深，对肌肉组织有抑制作用

5. 让你学会推拿的小窍门

推拿手法作为一种特定的技巧动作，应经过长期反复的练习，才能运用自如，并取得良好的治疗效果。所以要学好手法，唯一的方法就是多看、多问、多练、多实践。认真学习和练习各种手法，要注意力量、耐力、柔韧性等身体素质的锻炼，还要加强心理素质的培养。严格按照动作要求循序渐进、持之以恒、保质保量、按步骤地完成米袋练习和人体练习的训练。经过一段时间的认真训练，在短期入门推拿是不难的。

相互进行按摩的姿势和诀窍：两个人相互进行时，患者取仰卧位、俯卧位或坐位，全身放松，操作者在其侧。进行按摩时，不仅手部用力，还应借助自身体重施压。强度以患者有适度的痛感为宜。

自我按摩的姿势和诀窍：学会自己给自己按摩，不需要特定时间、场所，效果也好。可以根据穴位及按摩的方式取不同的姿势，如跪坐、坐椅子、坐床上等。腰背部按摩不方便，要在姿势上下功夫，也可使用辅助工具。

 在手法训练过程中的注意事项

全神贯注：练习时必须做到全神贯注，认真按照手法动作要领、要求，一丝不苟地练习，做到手到、眼到、心到。

顽强刻苦：只有不怕苦、不怕累，才能克服练习中出现手臂等部位酸、胀、痛的现象，练出一手好手法。

持之以恒：要达到深厚的功力非一朝一夕之事，而是要经过一个较长时间的手法练习，才能获得。

循序渐进：随着时间、手法种类的增加，用力的大小等均需逐渐提高，但不可急于求成，功到自然成。

劳逸结合：手法的练习，须注意练养结合，劳逸得当。练习过量则不利于身体健康，练习不足则不能提高手法的功力。

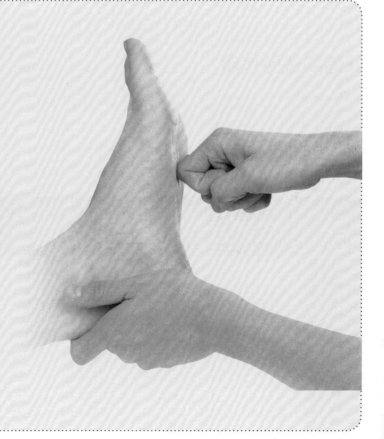

掌握这些就能安全推拿

推拿比起其他同样有效、绿色的中医外治法，具有不需要借助工具的特点，只要操作得当，徒手操作即能达到治病保健的目的。作为一种治病保健的方法，推拿同样有其禁忌证、适应证和一些需要注意的事项。

1. 推拿的禁忌证

作为物理疗法的一种，推拿的应用范围非常广泛，对某些病症的疗效甚至胜过针药。但在实际运用中，也会存在一些禁忌证。

为避免引起不良后果，在下列情况下，不宜进行推拿：①开放性损伤的局部，肌腱、韧带等软组织的断裂伤，骨折早期，禁止在损伤局部进行手法治疗。②严重心肌梗死、中风早期、急腹症等严重危及生命的急性病症禁止单独使用推拿治疗，以免贻误病情。③严重急性感染性疾病，肿瘤、肾功能衰竭等严重器质性疾病，禁止单独使用推拿治疗。④孕妇的下腹部、下腰部以及合谷、三阴交等有特定作用的穴位禁止刺激。其他部位若有需要，手法应以轻柔舒适为宜。⑤脊髓型颈椎病、中央型腰椎间盘突出症原则上也不宜推拿。⑥高热时不宜用。⑦局部有皮肤破损或皮肤病的患者，暂不宜使用推拿，以免引起感染。

2. 推拿的适应证

推拿是一种物理疗法，是中医外治疗法之一，它不仅对骨伤、内、外、妇、儿、五官等科的许多疾病有较好的治疗效果，而且具有保健强身、预防疾病、祛病延年的作用，应用推拿疗法治疗的疾病主要有以下几类。

内科疾病： 胃脘痛、头痛、失眠、胃下垂、肺气肿、胆囊炎、高血压病、心绞痛、糖尿病、神经衰弱、偏瘫、面瘫、胸闷、胁痛、咳嗽、哮喘、呕吐、呃逆、胃和十二指肠球部溃疡、肠粘连、便秘、腹泻、遗精、癃闭（小便不通）、痹证（风湿、类风湿）等。

妇科疾病： 月经不调、痛经、闭经、阴挺（子宫脱垂）、胎位不正、更年期综合征、带下、产后乳汁不足、盆腔炎等。

伤科疾病： 各种扭挫伤、关节脱位、腰肌劳损、胸胁岔气、腰椎间盘突出症、颈椎病、风湿性关节炎、漏肩风、落枕、伤筋、骨折后遗症等。

外科疾病： 牙痛、乳痈（乳腺炎）初期、冻疮、血管闭塞性脉管炎等。

儿科疾病： 感冒、发热、肺炎、咳嗽、哮喘、惊风、夜啼、呕吐、腹痛、便秘、泄泻、疳积、脱肛、遗尿、近视、斜视、斜颈、脑瘫、桡骨小头半脱位、髋关节滑囊炎等。

五官科疾病： 声门闭合不全、咽喉痛、鼻炎、近视眼等。

总之，推拿疗法的临床应用范围非常广泛，不仅可以用来治疗慢性病，也可以用来治疗一些急性病症；不仅可以用于某些病症的某个阶段，也可以用来治疗某些病症的全过程。

3. 推拿的注意事项

①较重的急性损伤早期，肿痛严重者一般不在局部施以手法治疗，以免加重局部的内出血，24~72小时后方可在局部进行手法治疗。②急性损伤手法治疗后一般不宜再在局部进行热敷或红外线类理疗，以免造成局部组织间隙水肿而加剧症状，特别是首次治疗者或热盛体质者。③首次治疗者在治疗后的12~24小时后局部可能出现皮肤反应，甚至可能出现症状的一时性加重情况，2~3天会自行消失，应向患者事先说明，以免引起患者疑虑。

推拿异常情况的预防和处理

1. 破皮

破皮是指推拿时出现局部皮肤发红、疼痛、起疱等皮肤表面擦伤、出血、破损的现象。常因手法使用不当引起，如擦法操作时间过长或产热过多引起皮肤烫伤；一指禅推法、㨰法等操作时没有吸定，产生异常的摩擦运动；按揉时用力过重，幅度过大，引起皮肤翻转等。发生破皮时，应立即停止手法操作。做好局部皮肤的消毒，必要时外科处理。在使用擦法时，可配合使用介质，防止破皮，注意控制手法的产热度。

2. 疲乏

有些患者在手法治疗中或治疗后，感到气短、乏力，甚至昏沉欲睡。主要是由于患者体质虚弱、过度劳累，或者在治疗时患者体位不适，或者手法刺激过强。这种情况一般不需要处理，患者休息片刻后即可恢复。亦可配合头面部手法操作，如推抹前额，抹眼眶，按揉太阳、风池，拿肩井等。

3. 瘀斑

瘀斑是指患者在接受推拿手法治疗中或治疗后，局部皮肤出现青紫、瘀斑现象。主要是由治疗时手法刺激过重，操作时间过长导致。患者患有血小板减少症时也会出现瘀斑。局部小块瘀斑，一般不必处理，经过3~5天可以自然吸收而消失。局部青紫严重的，可先冷敷，待出血停止后，再在局部及其周围使用轻柔的按揉、掌摩等手法治疗，并配合湿热敷，以消肿、止痛，促进局部瘀血消散、吸收。急性软组织损伤患者一般应在皮下出血停止后，或过24~48小时后方可在局部配合使用手法。

4. 晕厥

晕厥是指患者在接受推拿手法治疗过程中，突然出现头晕目眩、胸闷恶心、心慌气短等表现。严重者，发生四肢厥冷，出冷汗，甚至出现休克等症状。应立即停止手法操作，使患者平卧于空气流通处，采取头低足高位，并让患者精神放松、配合深呼吸。轻者静卧片刻，饮温开水或糖水后即可恢复。严重者，可配合掐合谷、人中等，可以恢复。必要时应配合其他急救措施。

5. 疼痛

疼痛是指患者经推拿手法操作后，局部组织出现疼痛的感觉，夜间尤甚，疼痛加重。多因局部操作的时间过长，手法作用力过重引起。初次接受推拿治疗或操作时间过长引起的疼痛，一般不需要做特别处理，停止推拿1~2天后疼痛症状即可自行消失。若疼痛较为剧烈，可在局部进行红外线治疗、湿热敷或轻刺激手法治疗等。

6. 骨折和脱位

操作者在推拿操作过程中，特别是在做运动关节类手法或较强刺激的按压手法时，会有因手法运用不当引起患者骨折或脱位的现象。此时应立即停止手法操作。对骨折和脱位处进行制动、固定，并对损伤处进行X线、CT或MRI检查以明确诊断，请骨科医生诊断，并进行整复和固定。推拿治疗前，要仔细检查评估患者骨骼关节情况，如有疑问必须先行X线等检查排除骨折及骨质病变。进行运动关节类手法操作必须在正常生理活动范围内和患者的关节活动允许范围内进行，切忌用暴力、蛮力。对于老年患者，手法压力不宜过重。患者必须选择正确、舒适的体位，以便于医生操作。

对症辅助疗法

1. 拔罐疗法

按摩配合拔罐，可明显提高疗效。拔罐后可使局部组织充血或皮下轻度瘀血，使机体气血活动旺盛，经络通畅。

闪火法：闪火法是常用的点火法。一手握住罐体，罐口朝下，另一手用镊子或止血钳等夹住酒精棉球，或用纸卷成桶条状，点燃后在火罐内壁中段绕1~2圈，或稍作短暂停留后，迅速退出并及时将罐扣在施术部位上，即可吸住。

留罐法：拔罐后将罐留置一定时间，一般留置5~15分钟，适用于全身各处肌肉丰厚处。

闪罐法：将罐子拔上后立即取下，如此反复吸拔多次，以皮肤潮红为度，需注意闪罐大多采用火罐或真空抽气罐，且所用的罐不宜过大。

走罐法：先在拔罐部位的皮肤上涂一层凡士林或润滑油，将罐吸拔好后，以手握住罐底，稍倾斜，即推动方向的后边着力，前方略提起，慢慢向前推动，这样在皮肤表面上下或左右循经，来回推拉移动数次，以皮肤潮红为度。

拔罐的注意事项和禁忌：点火时，注意酒精量要适中，以防滴落烫伤皮肤；皮肤传染性疾病、恶性皮肤肿瘤患者或皮肤破、烂、溃的患者不宜拔罐；重度心脏病、心力衰竭、呼吸衰竭及严重水肿的患者不宜拔罐；醉酒、过饥、过饱、过渴、过劳者慎用火罐；起罐时不要生拉硬拽，以免皮肤受损或疼痛。

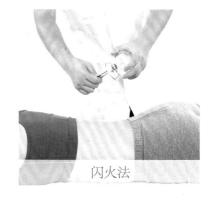

闪火法

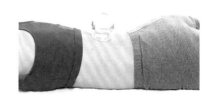

留罐法

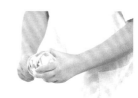

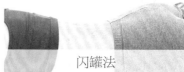

闪罐法

走罐法

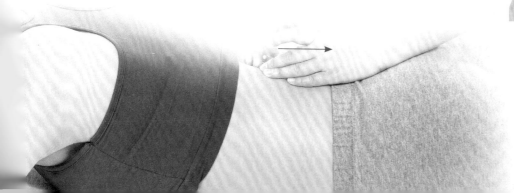

2. 艾灸疗法

灸法是借灸火的炽力给人体以温热性刺激，通过经络穴位的作用，以达到防病治病目的的一种方法。施灸的原料很多，但多以艾叶为主。

隔物灸：是用药物将艾炷与施灸穴位的皮肤隔开进行施灸的方法。

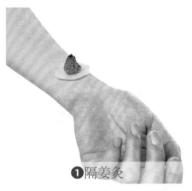

❶隔姜灸

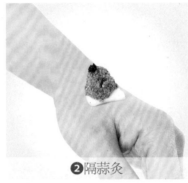

❷隔蒜灸

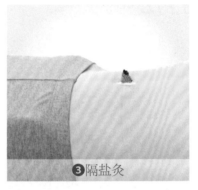

❸隔盐灸

❶隔姜灸：将鲜姜切成直径2~3厘米，厚0.2~0.3厘米的圆薄片，中间用针刺数孔，然后将姜片置于应灸穴位或患处，再将艾炷放在姜片上点燃施灸。常用于风寒而致的呕吐、腹痛、腹泻及风寒痹痛等。

❷隔蒜灸：用鲜大蒜头，切成厚0.2~0.3厘米的薄片，中间针刺数孔（捣蒜如泥亦可），置于应灸穴位或患处，然后将艾炷放在蒜片上，点燃施灸。此法多用于治疗瘰疬（淋巴结核）、肺结核及初起的肿疡等症。

❸隔盐灸：用纯净的食盐填敷于脐部，或于盐上再置一薄姜片，上置大艾炷施灸。多用于治疗寒泻或吐泻并作、脑卒中等，有回阳、救逆、固脱之力，但须连续施灸，不拘壮数。

直接灸：将纯净的艾绒放在平板之上，用拇、食、中三指边捏边旋转，把艾绒捏成规格大小不同的圆锥艾炷。将艾炷放置于皮肤上，从上端点燃，当燃剩2/5左右，患者感到烫时，用镊子将艾炷夹去，换艾炷再灸。一般灸3~7壮，以局部皮肤充血、红晕为度。此法适用于慢性虚寒性疾病哮喘、眩晕、慢性腹泻、风寒湿痹等。

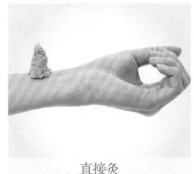

直接灸

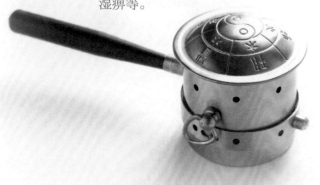

温灸器灸：温灸器是一种专门用于施灸的器具。施灸时，将艾绒点燃后放入温灸筒或温灸盒里的铁网上，然后将温灸筒或温灸盒放在施灸部位15~20分钟即可。适用于灸治腰腹部的常见病。

艾条灸：是将艾条点燃后置于穴位或病变部位上方进行熏灼的艾灸方法。

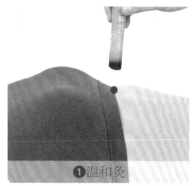
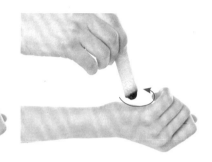
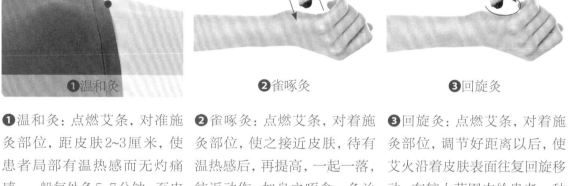

❶温和灸　　❷雀啄灸　　❸回旋灸

❶温和灸：点燃艾条，对准施灸部位，距皮肤2~3厘米，使患者局部有温热感而无灼痛感，一般每处灸5~7分钟，至皮肤红晕为度。这种灸法的特点是温度较恒定和持续，对局部气血阻滞有散开的作用，主要用于病痛局部灸疗及慢性病的灸治。

❷雀啄灸：点燃艾条，对着施灸部位，使之接近皮肤，待有温热感后，再提高，一起一落，往返动作，如鸟之啄食。灸治时间短一些，一般5~10分钟，此法有兴奋作用。雀啄灸的热感要强于其他悬灸法，适用于急症和比较顽固的病症。

❸回旋灸：点燃艾条，对着施灸部位，调节好距离以后，使艾火沿着皮肤表面往复回旋移动，在较大范围内给患者一种舒适温和的刺激。每次灸治时间的长短，可视需要而定。此法适用于风湿痛、神经痛、神经麻痹等症。

运用艾灸时的注意要点

· 一般空腹、过饱、过度疲劳和对灸法恐慌者，应慎施灸。对于体弱患者，灸治时艾炷不宜过大，刺激量不宜过强，以防"晕灸"。

· 孕妇的腹部和腰骶部不宜施灸。

· 施灸过量，时间过长，局部出现水疱，只要不擦破，可任其自然吸收，如水疱过大，可用消毒针刺破水疱，放出水液，再涂以碘伏。并保持清洁，防止感染。

· 对于小儿患者或失去知觉或皮肤感觉迟钝的患者，操作者可将自己的拇指、食指贴近施灸部位，以感触热度，防止烫伤患者皮肤。

3.
热敷疗法

热敷的操作方法有三种：温熨法（干热敷）、外洗法、浸渍法（湿热敷）。其中以浸渍法最为常用，一般在按摩结束后进行，不仅能提高推拿的治疗效果，还可减少因手法刺激过度引起的不良反应。

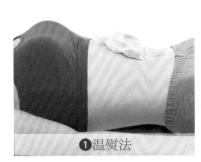
❶温熨法

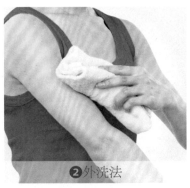
❷外洗法

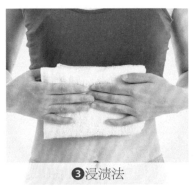
❸浸渍法

❶温熨法: 将所用药物研成粗末，放入锅中炒热或隔水蒸热后，装入一白布袋中（如是蒸热，应先袋装后再蒸），取药袋趁热熨摩特定穴位或患部。此法适用于寒证、痛证。

❷外洗法: 选用一些针对病情的（辨证用药）药物加适量清水煎煮后，待药温适宜时（以不烫伤手为度）用手或毛巾浸透后擦洗全身或局部。本法具有温经散寒、活血化瘀的作用。

❸浸渍法: 又称湿热敷。浸，就是将患部（如四肢）浸泡在药液中，20~30分钟为宜。渍，就是外洗后，再用毛巾浸泡药液，稍拧干趁热敷于患处，以加强疗效，同时也可加以拍打。

在使用热敷疗法时，毛巾绞得越干越好，且应折叠平整，使热量均匀透入，以防烫伤皮肤。

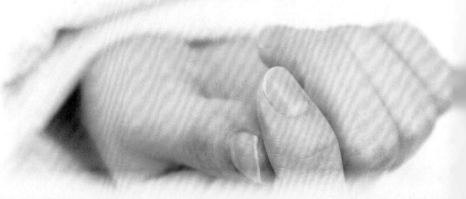

常用热敷方: 自古至今,有许多不同的热敷方,这里仅选择生活中常用的几个介绍。处方中每味中药的剂量大小可以根据患者的具体情况而酌情加减。

❶ **祛风散寒方:** 羌活、白芷、当归、细辛、芫花、白芍、吴茱萸、肉桂各30克,连须赤皮葱适量。本方具有活血祛瘀、舒筋活络等作用,主治风寒痹证所致的筋骨疼痛。

❷ **活血舒筋方:** 归尾、赤芍、片姜黄、伸筋草、松节、海桐皮、落得打、路路通、独活、防风、续断、甘草。上肢加用川芎、桂枝,下肢加用牛膝、木香,痛甚者加用乳香、没药。上述药物各30克。本方具有舒筋活络、活血化瘀等作用,主治四肢关节肿痛、功能障碍等。

❸ **止痛方:** 桑枝、牛膝、伸筋草、白芍各30克,炒艾叶、生川乌、桂枝各20克,木瓜、五加皮、甘草各15克,防风、地龙、当归、地鳖虫、姜黄、桃仁、红花、乳香、没药各10克。本方具有舒筋通络、活血止痛等作用,主治关节肌肉等身体各部酸痛。

Tips 运用热敷时的注意事项

· 热敷须暴露患部,因而室内要保持温暖无风,以免感受风寒,每次热敷结束后,用干毛巾擦干湿气。

· 毛巾必须折叠平整,使热量均匀透入,以防烫伤皮肤。

· 热敷时可隔着毛巾轻轻拍击,但切勿按揉,热敷后,患部不可再用其他手法,否则容易破皮,因此热敷均应在手法操作后使用。

· 热敷的温度应以患者能忍受为度,要防止烫伤和晕厥(若太热,可在药袋下垫干毛巾或数层干布),对皮肤知觉迟钝的患者尤需注意。

· 孕妇,高血压,严重心脏病,实热证、虚热证患者,年老体虚者,局部疮疡及破皮者禁用。

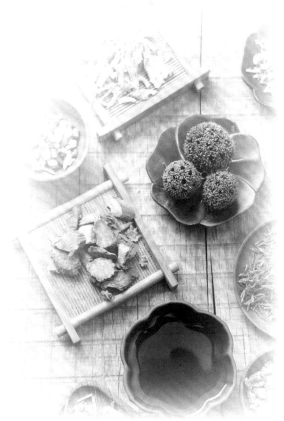

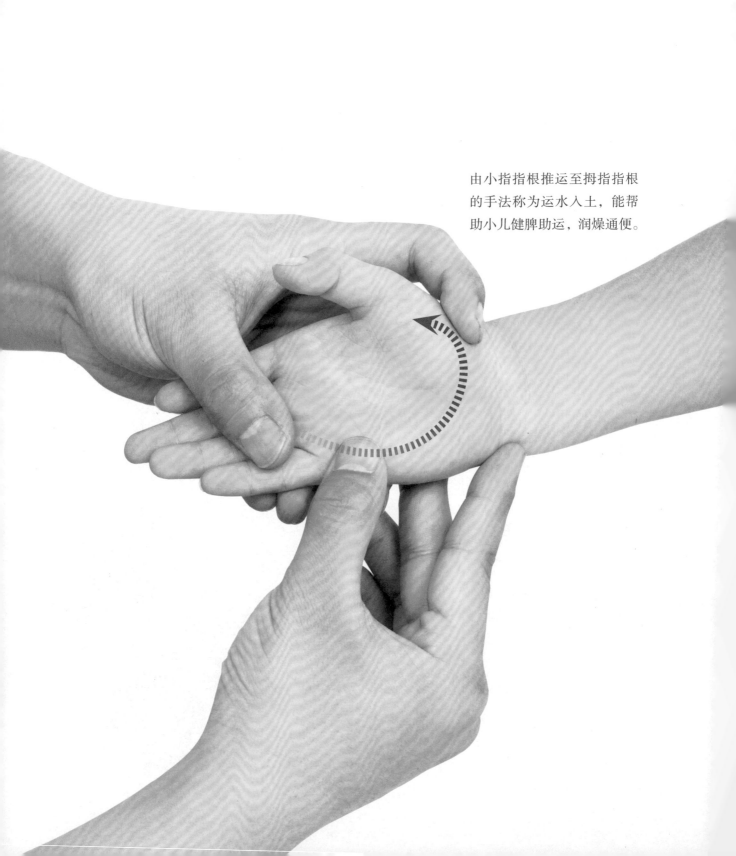

由小指指根推运至拇指指根的手法称为运水入土，能帮助小儿健脾助运，润燥通便。

第二章

推拿在小儿身上更有效

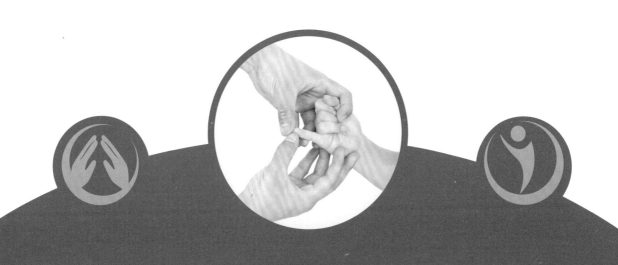

很多妈妈在孩子生病时只知道心急如焚地去医院求医，最后反而因为服用抗生素等猛药把孩子的身体折腾得越来越糟，抵抗力越来越差。其实，小儿推拿既简单又有效。妈妈只要通过简单的捏捏按按就能很好地解决孩子日常生活中的小病小痛。

给宝宝推拿手法要轻柔

1. 直推法

【操作手法】用拇指桡侧缘或螺纹面，或食、中指螺纹面从穴位上作单方向的直线推动，称为直推法。直推时，肩、肘、腕关节放松，伸直拇指或食、中二指。用拇指直推时主要靠拇指的内旋和外展活动，用食、中指做推法时主要靠肘关节的屈伸活动。推时可根据需要用双手或单手向上、向下作直线推动。用力较揉法轻，每分钟250~300次。

【推拿要诀】直推法是小儿推拿常用的手法，常用于"线"状穴位，如开天门、推天柱骨、推大肠、推三关等。直推法有向上（向心）为补、向下（离心）为清之说，但补清之说也不完全一致。直推法和其他几种推法，在施行时均应用指蘸取药汁，且蘸取药汁时要干湿得宜。

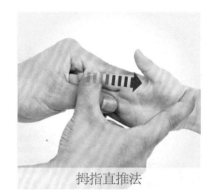

拇指直推法

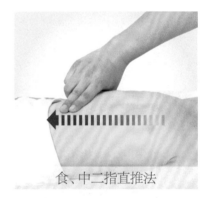

食、中二指直推法

2. 分推法

【操作手法】用双手拇指桡侧缘或螺纹面，或用双手食、中指螺纹面自穴位中间向两旁分向推动，称分推法，又称分法。向两旁分推时，既可横如直线，也可弯曲如弧线。向两旁分推如直线时速度加快，幅度较小，每分钟250~300次；分推如弧线时，则速度稍慢，幅度较大，每分钟约200次。

【推拿要诀】向两旁分推时，动作应轻快，不要重推，也不要重按。本法轻快柔和，能分利气血，适用于坎宫、大横纹、璇玑、腹、肺俞，因向左右分向推动，故这几种操作又被称为分阴阳。

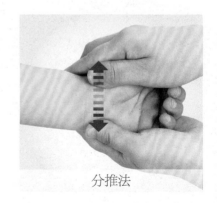

分推法

3. 旋推法

【操作手法】用拇指螺纹面在穴位上按顺时针方向旋转推摩，称旋推法。速度较直推法缓慢，每分钟约200次，推时仅靠拇指小幅度运动，犹如用单指做摩法，不得带动皮下组织。

【推拿要诀】旋推法主要用于手部"面状"穴位，如旋推脾经、肺经、肾经等。临床中一般以旋推为补。

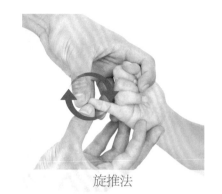

旋推法

4. 揉法

【操作手法】用手掌大鱼际、掌根部分或手指螺纹面部分，吸定于一定部位或穴位上，做轻柔回旋揉动，称为揉法。用大鱼际揉，称鱼际揉法；用掌根部揉，称掌揉法；用手指揉，称指揉法。指揉中仅用拇指或中指螺纹面者，称单指揉；用食、中二指同揉一处或分揉二穴者，称双指揉；用食、中、无名三指同揉一处或分揉三穴者，称为三指揉。手腕放松，以腕关节连动前臂一起作回旋活动。腕部活动幅度可逐步扩大，动作要轻柔，每分钟120~160次。

【推拿要诀】鱼际揉常用于面部。掌揉常用于脘腹，如揉中脘、揉脐。单指揉常用全身各部穴位；双指揉常用于乳根、乳旁、肺俞、胃俞、脾俞、肾俞等；三指揉则用于脐及天枢等处。本法轻柔缓和，刺激量小，适用于全身各部。常用于脘腹胀痛，胸闷胁痛，便秘及泄泻等肠胃道疾患以及因外伤引起的红肿疼痛等症。具有宽胸理气、消积导滞、活血祛瘀、消肿止痛等作用。

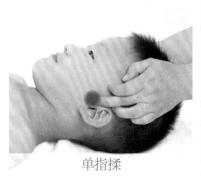

单指揉

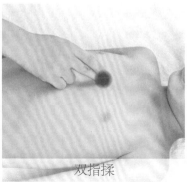

双指揉

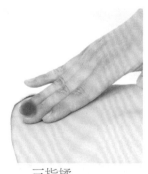

三指揉

5.
捏法

【操作手法】拇、食、中三指捏拿肌肤，称捏法。用拇指桡侧缘顶住皮肤，食、中二指前按，三指同时用力提拿肌肤，双手交替捻动向前推行，又称翻皮肤；或用食指屈曲，用食指中节桡侧缘顶住皮肤，拇指前按，二指同力提拿肌肤，双手交替捻动向前推行。

【推拿要诀】捏法主要用于脊柱部，故称为捏脊。又因主治疳积，所以又称为捏积。通常在应用时是由下向上而行，先捏脊3遍，第4遍时要行"捏三提一"法，即每捏3下，向上提拿1下。捏拿肌肤不宜过多，但也不宜过少，手法要适中，不要拧转肌肤。操作时，当先捏肌肤、次提拿、次捻动、次推动，动作当协调。

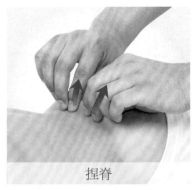

捏脊

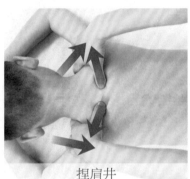

捏肩井

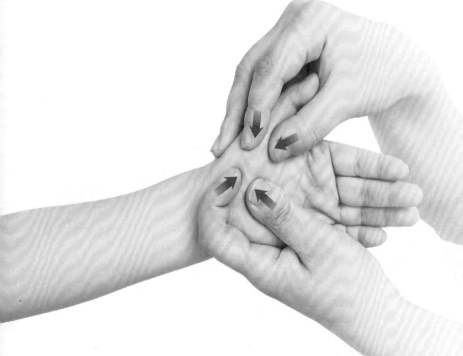

捏挤板门（手掌大鱼际中央及整个平面）10~20次，有消食、化积、导滞的作用。

6. 搓法

【操作手法】 用双手的掌面夹住一定部分，相对用力快速地搓、转或搓摩，并同时上下往返移动，称为搓法。双手用力要对称，搓动要快，移动要慢。搓法用于上肢时，要使上肢随着手法而略微转动；搓法用于腰背、胁肋时，主要是搓摩动作。若在脐部用手往来摩挲，则称为搓脐。

【推拿要诀】 搓法适用于腰背、胁肋及四肢部。一般常作为推拿治疗的结束手法。具有调和气血、舒松脉络、放松肌肉的作用。

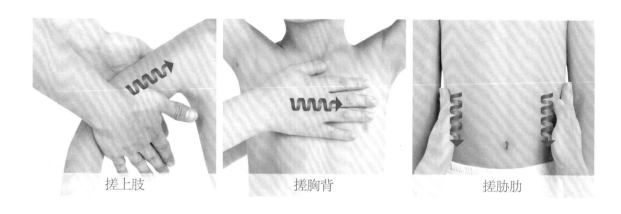

搓上肢　　　　搓胸背　　　　搓胁肋

7. 摩法

【操作手法】 用手掌掌面或食、中、无名指指面附着于一定部位上，以腕关节连同前臂做环形有节律的抚摩，称为摩法。肘关节微屈，腕部放松，指掌自然伸直。指掌着力部分要随着腕关节连同前臂做盘旋运动，用劲要自然。摩动时要缓和协调，每分钟120次左右。指摩稍轻快，掌摩稍重缓。

【推拿要诀】 本法刺激轻柔缓和，是胸腹、胁肋部常用手法。用以治疗脘腹疼痛、食积胀满、气滞及胸胁迸伤等症。具有和中理气、消积导滞、调节肠胃蠕动的功能。操作时可配合药物。

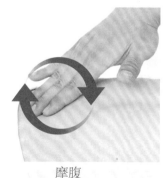

摩腹

8. 运法

【操作手法】用拇指螺纹面或中指螺纹面，由此穴向彼穴或在穴周作弧形或环形推动。因常用指进行推动，故又称指运法。运法宜缓不宜急，每分钟80~120次。

【推拿要诀】运法动作宜轻不宜重，是指端在表皮进行，不带动皮下组织。运法有"向耳转为泻，向眼转为补"之说，如运太阳；有"左运止吐，右运止泻"之说，如运内劳宫；有"左运汗，右运凉"之说。

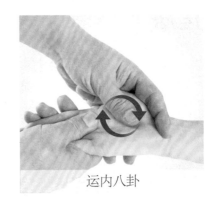

运内八卦

9. 拿法

【操作手法】用拇指和食、中二指，或用拇指和其余四指对称用力，提拿一定部位和穴位，进行一紧一松的拿捏，称为拿法。

【推拿要诀】拿法动作要缓和而有连贯性，不要断断续续，用劲要由轻到重，不可突然用力。拿法刺激较强，常配合其他手法使用于颈项、肩部和四肢等穴位。多用于发汗解表、止惊定搐，治疗风寒感冒、惊风等。常用的有拿肩井、拿风池、拿委中、拿承山等。

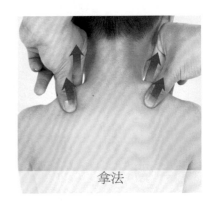

拿法

10. 掐法

【操作手法】用拇指指甲着力于人体一定的部位或穴位向下按压的一种手法，称为掐法。

【推拿要诀】用拇指指甲垂直用力按压，不得抠动而掐破皮肤。掐法是强刺激手法之一，常用于点状穴位，为"以指代针"之法，如掐人中、掐老龙。主要用于开窍镇惊息风，治疗惊风抽搐。操作时使小儿感应疼痛，大声哭叫即止。掐后常继用拇指揉法，以减缓不适。

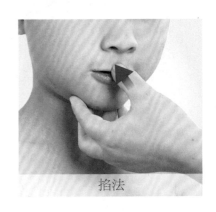

掐法

11. 黄蜂入洞

【操作手法】用食、中二指指端在两鼻孔下缘揉动50~100次。

【功效】黄蜂入洞有开肺窍、通鼻息、发汗解表等功能。常用于外感风寒的发热无汗及急慢性鼻炎的鼻塞、呼吸不畅等症状。

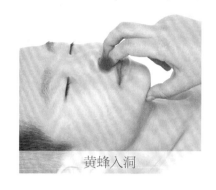

黄蜂入洞

12. 按弦走搓摩

【操作手法】操作者在小儿身后（身前也可以），用双掌在小儿两腋下胁肋处，自上而下搓摩50~100次，又称按弦搓摩。

【功效】按弦走搓摩能理气化痰，主要用于积痰积气引起的胸闷痞积、咳嗽气急、痰喘不利诸症。

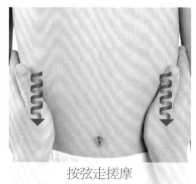

按弦走搓摩

13. 运水入土

【操作手法】操作者左手拿住小儿四指，掌心向上，右手拇指端由小儿小指根推运起，经过掌小横纹、小天心到拇指根止，50~100次。

【功效】运水入土能健脾助运，润燥通便。常用于久病、虚证，如因脾胃虚弱引起的消化不良、食欲不振、便秘、疳积、泻痢等。

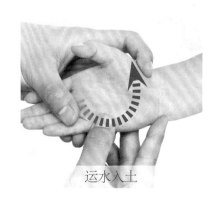

运水入土

14. 运土入水

【操作手法】操作者左手拿住小儿四指，掌心向上，右手拇指端由小儿拇指根推运起，经小天心、掌小横纹到小指根止，50~100次。

【功效】运土入水能利尿、清湿热、滋补肾水。常用于新病、实证，如因湿热内蕴而出现少腹胀满、小便频数、赤涩等症。

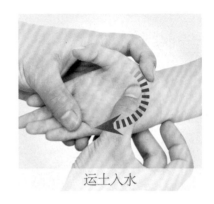

运土入水

15. 水底捞明月

【操作手法】操作者左手拿住小儿四指，掌心向上，右手滴凉水于小儿内劳宫处，用中指或拇指端蘸水由小指根推运起，经掌小横纹、内八卦坎宫至内劳宫，50~100次，边推运边吹凉气。又称水底捞月、水中捞月、水里捞月、水中捞明月。

【功效】水底捞明月，水底穴在小指根，明月是指手心内劳宫。此法大寒大凉，功能清热凉血，宁心除烦，临床上主治高热大热，对于高热烦躁、神昏谵语，属于邪入营血的各类高热实证，尤为适宜。

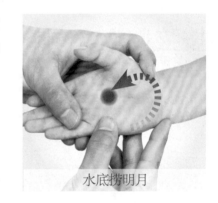

水底捞明月

16. 打马过天河

【操作手法】运内劳宫数遍后，用右手食、中二指指面蘸凉水，由总筋起，弹打至洪池（曲泽），10~20遍，边弹边打吹凉气，称打马过天河，又称打马过河。

【功效】打马过天河，性凉大寒，主治一切实热证。

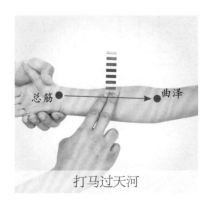

总筋　　　　曲泽

打马过天河

小儿推拿常用穴位

1. 头面颈项部

◎ **天门**（攒竹）

【位置】眉心至前发际成一直线。

【功效】开天门能疏风解表、开窍醒脑、镇静安神。常用于外感发热、头痛等症，多与推坎宫、揉太阳等合用。

【操作手法】两拇指自下而上交替直推50次，称开天门，又称推攒竹。

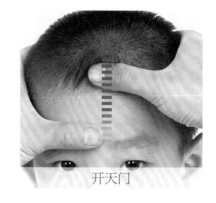

开天门

◎ **坎宫**

【位置】自眉心起沿眉向眉梢成一横线。

【功效】推坎宫能疏风解表、醒脑明目、止头痛。常用于外感发热、头痛，多与开天门、揉太阳等合用。

【操作手法】两拇指自眉头向眉梢分推50次，称推坎宫，亦称分阴阳。

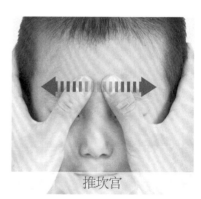

推坎宫

◎ **太阳**

【位置】眉梢后凹陷处。

【功效】推、揉太阳能疏风解表、清热、明目、止头痛。推太阳主要用于外感风热；揉太阳主要用于外感风寒。

【操作手法】两拇指自前向后直推50次，名推太阳；用中指揉该穴50次，称揉太阳。

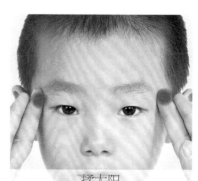

揉太阳

◎ 耳后高骨

【位置】耳后入发际高骨下凹陷中。

【功效】揉耳后高骨主要能疏风解表，治感冒头痛，多与开天门、推坎宫、揉太阳等合用，亦能安神除烦，治神昏烦躁等症。

【操作手法】用拇指揉50~100次，称揉耳后高骨；用两拇指分别推运耳后高骨处50~100次，称运耳后高骨。

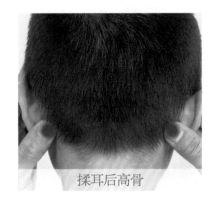

揉耳后高骨

◎ 百会

【位置】头顶正中线与两耳尖连线的交叉点。

【功效】百会为诸阳之会，按揉之能安神镇惊，升阳举陷。治疗惊风、惊痫、烦躁等症，多与清肝经、清心经、掐揉小天心等合用；用于遗尿、脱肛等症，常与补脾经、补肾经、推三关、揉丹田合用。

【操作手法】用拇指按30次或揉50~100次或掐3~5次，分别称为按百会、揉百会、掐百会。

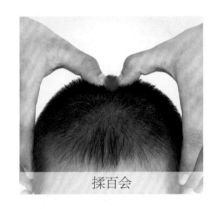

揉百会

◎ 风池

【位置】耳后方，项后枕骨下大筋外侧陷中。

【功效】拿风池能发汗解表，祛风散寒。若再配合开天门、掐揉二扇门等，发汗解表之力更强。多用于感冒、头痛、发热、无汗或项背强痛等症。

【操作手法】用拿法拿5~10次，称拿风池。

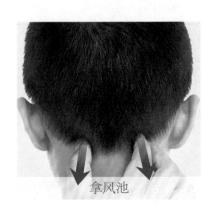

拿风池

◎天柱骨

【位置】颈后发际正中至第七颈椎成一直线。

【功效】推、刮天柱骨能降逆止呕，祛风清热，主要治疗呕吐、恶心和外感发热、项强等症。治疗呕恶多与（腕）横纹推向板门、揉中脘等合用；治疗外感发热、颈项强痛等症，多与拿风池、掐揉二扇门等同用。用刮法时可在该处先垫以一层绢绸之物，再自上向下刮。

【操作手法】用拇指或食指自上向下直推300次，称推天柱骨。也可用汤匙边蘸油自上向下刮，刮至皮下瘀紫。

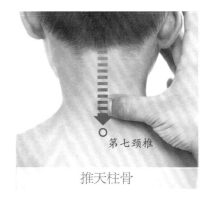

推天柱骨

◎迎香（井灶、宝瓶）

【位置】鼻翼旁0.5寸，鼻唇沟中。

【功效】鼻为肺窍，穴居两侧，揉之能宣肺气，通鼻窍，用于感冒或慢性鼻炎等引起的鼻塞流涕、呼吸不畅效果较好。多与清肺经、拿风池等合用。

【操作手法】用食、中二指按揉，称揉迎香，按3~5次，揉20~30次。

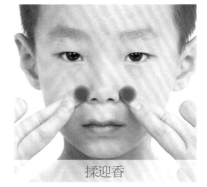

揉迎香

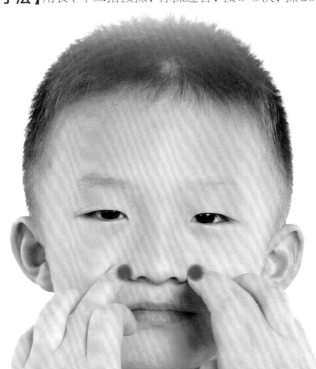

在迎香揉三点一，有开窍护鼻之效。用力方向应直指后上方，即额头所在位置。

2. 胸腹部

◎ 天突

【位置】在前正中线上，胸骨上窝中央。

【功效】按揉天突能理气化痰，降逆平喘，止呕。由气机不利、痰涎壅盛或胃气上逆所致之痰喘、呕吐，多与推揉膻中、揉中脘、运内八卦等合用。若用中指端微屈向下、向里按，动作宜快，可使之吐。

【操作手法】中指端按揉约30次；或随呼吸一出一入抠此处3~5次。

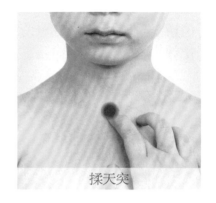
揉天突

◎ 膻中

【位置】胸骨上，两乳头连线的中点。

【功效】膻中为气之会穴，居胸中。胸背属肺，推揉之能宽胸理气，止咳化痰。对各种原因引起的胸闷、吐逆、痰喘咳嗽均有效。治疗呕吐、打嗝常与运内八卦、(腕)横纹推向板门、分腹阴阳等合用；治疗喘咳常与推肺经、揉肺俞等合用；治疗痰吐不利常与揉天突、按揉丰隆等合用。

【操作手法】中指指端揉称揉膻中；两拇指自穴中向两旁分推至乳头，名分推膻中；用食、中指自胸骨切迹向下推至剑突，名推膻中。推或揉均50~100次。

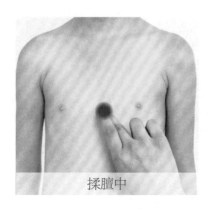
揉膻中

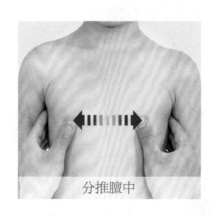
分推膻中

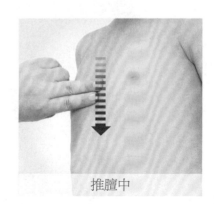
推膻中

◎乳根、乳旁

【位置】乳头下0.2寸；乳头外旁开0.2寸。

【功效】揉乳根与揉乳旁均有宽胸理气，止咳化痰的作用。

【操作手法】中指指端揉20~50次，称揉乳根；中指指端揉20~50次，称揉乳旁。临床上多两穴配用，以食、中二指同时操作。

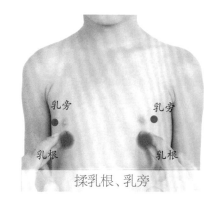

揉乳根、乳旁

◎腹

【位置】腹部。

【功效】摩腹、分推腹阴阳能健脾和胃，理气消食。作为小儿保健手法，对于小儿腹泻、呕吐、恶心、便秘、腹胀、厌食等消化功能紊乱效果较好，常与捏脊、按揉足三里合用。

【操作手法】沿肋弓角边缘向两旁分推200次，称分推腹阴阳；掌或四指摩5分钟，称摩腹。

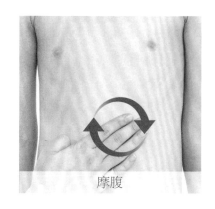

摩腹

◎丹田

【位置】小腹部（也有脐下2寸、脐下3寸等说法）。

【功效】揉、摩丹田能培肾固本，温补下元，分清别浊。多用于小儿腹痛、泄泻、遗尿、脱肛、疝气等症，常与补肾经、推三关、揉外劳宫等合用。揉丹田对尿潴留有效，常与推箕门、清小肠等合用。

【操作手法】揉50次，或摩5分钟，称揉丹田，或摩丹田。

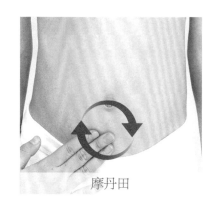

摩丹田

◎脐

【位置】肚脐正中，或脐腹部。

【功效】揉脐、摩脐能温阳散寒，补益气血，健脾和胃，消食导滞。多用于腹泻、便秘、腹痛、疳积等症。揉脐、摩腹、推上七节骨、揉龟尾常配合应用，简称"龟尾七节，摩腹揉脐"，治疗腹泻；搓、抖、推脐，治疗蛔虫团肠梗阻。

【操作手法】用中指指端揉，或食指、无名指同时揉天枢，为揉脐；指摩或掌摩称摩脐；用拇指和食、中二指抓肚脐并抖动脐部称抖脐；用食、中、无名指搓摩脐腹部称搓脐；自脐直推至耻骨联合上缘，称推下小腹。揉、摩、搓、抖、推，均3~5分钟。

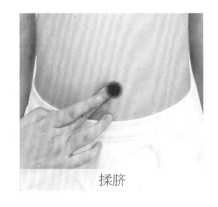

揉脐

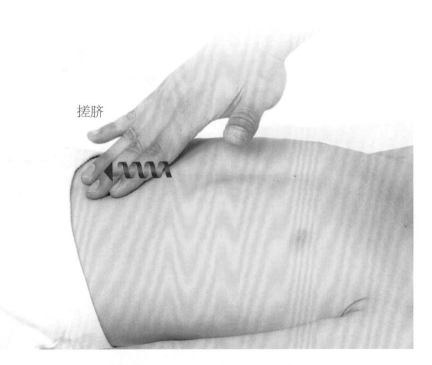

搓脐

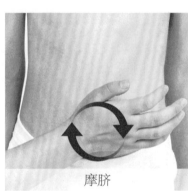

摩脐

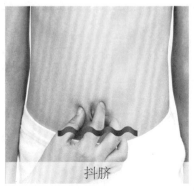

抖脐

◎肚角

【位置】脐下2寸，旁开2寸大筋。

【功效】按、拿肚角是止腹痛的要法，对各种原因引起的腹痛均可应用，特别是对寒痛、伤食痛效果更好。本法刺激较强，一般拿3~5次即可，不可拿得时间太长。为防止小儿哭闹影响手法的进行，可在诸手法推毕，再拿此穴。

【操作手法】用拇、食、中三指做拿法5次，称拿肚角；或用中指指端按，称按肚角。

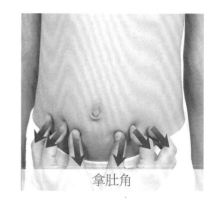

拿肚角

◎胁肋

【位置】从腋下两胁至天枢处。

【功效】搓摩胁肋，性开而降，能顺气化痰，除胸闷，开积聚，对于食积、气逆所致的胸闷、腹胀、气喘等有效。若肝脾肿大则须久久搓摩，非一日之功，但脾胃虚弱、肾不纳气者慎用。

【操作手法】令患儿两手抬起，或放于头上，操作者以两手掌从小儿两胁腋下搓摩至天枢处100~300次，称搓摩胁肋，又称按弦走搓摩。

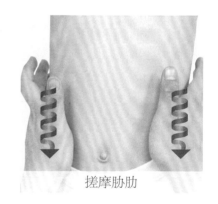

搓摩胁肋

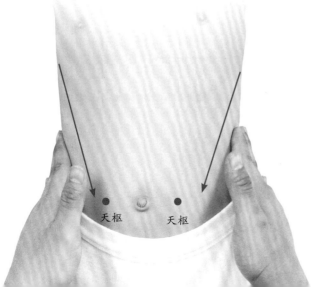

天枢　天枢

从腋下两胁搓至天枢，称为搓胁肋。适用于小儿食积腹胀、气喘等症。

3. 腰背部

◎ 脊柱

【位置】大椎至龟尾（尾椎骨端）成一直线。

【功效】①脊柱属督脉，督脉贯脊属脑络肾，督率阳气，统摄真元。捏脊法具有强健身体的功能，多与补肺经、补肾经、推三关、摩腹、按揉足三里等配合应用，治疗先、后天不足以及小儿瘫痪，均有一定效果。②推脊柱从上至下，能清热，多与清天河水、退六腑、推涌泉等合用。

【操作手法】食、中二指指面自上而下直推100次，称推脊；用捏法自下而上称捏脊。捏脊一般捏3遍，捏第4遍时每捏3下将背脊皮提1下，称"捏三提一"法，捏后按揉相应穴位。捏脊前先在背部轻轻按3~5遍，使肌肉放松。

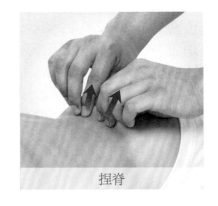
捏脊

◎ 七节骨

【位置】命门至龟尾（尾椎骨端）成一直线。

【功效】①推上七节骨能温阳止泻，多用于虚寒腹泻、久痢等症。临床上还与按揉百会、揉丹田等合用治疗气虚下陷的脱肛、遗尿等症。若属实热证，则不宜用本法，用后多令患儿腹胀或出现其他变症。②推下七节骨能泻热通便，多用于肠热便秘，或痢疾等症。若腹泻属虚寒者，不可用本法，恐防滑泄。

【操作手法】用拇指指面或食、中二指指面自下向上或自上向下做直推，分别称为推上七节骨、推下七节骨，操作100次。

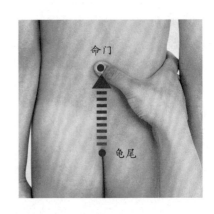

◎ 龟尾

【位置】尾椎骨端。

【功效】龟尾即督脉经之长强，揉之能通调督脉之经气，调理大肠的功能。穴性平和，能止泻，也能通便。多与揉脐、推七节骨配合应用，治疗腹泻、便秘等症。

【操作手法】拇指指端或中指指端揉100次，称揉龟尾。

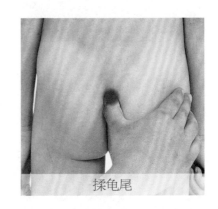
揉龟尾

◎ 大椎

【位置】第一胸椎上、第七颈椎下的凹陷中。

【功效】揉大椎有清热解表的作用,主要用于感冒、发热、项强等症。此外用刮法或捏法,刮或捏至局部皮下出现轻度瘀血为止,对百日咳有一定的疗效。

【操作手法】中指螺纹面揉大椎30次;三指捏大椎5次;刮大椎,至皮下轻度瘀血。

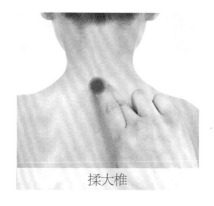

揉大椎

◎ 风门

【位置】第二椎下(第二胸椎与第三胸椎棘突间)旁开1.5寸。

【功效】揉风门主要用于外感风寒,咳嗽气喘。临床上多与清肺经、揉肺俞、推揉膻中等配合应用。

【操作手法】食、中二指揉风门50次。

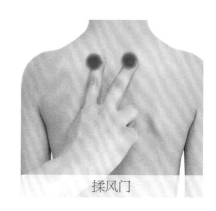

揉风门

◎ 肺俞

【位置】第三椎下(第三胸椎与第四胸椎棘突间)旁开1.5寸。

【功效】揉肺俞、分推肺俞能调肺气,补虚损,止咳嗽,多用于呼吸系统疾病。如久咳不愈,按揉肺俞时可加蘸适量盐粉,提高疗效。通常寒喘、风寒咳嗽用揉法或擦法;热喘或风热咳嗽用分推法。

【操作手法】用两拇指揉或食、中二指揉其穴,称揉肺俞;两拇指分别自肩胛骨内缘从上而下推动,称分推肺俞或称分推肩胛骨;用食、中、无名指指面擦肺俞部,称擦肺俞。揉、推100次,擦至局部发热。

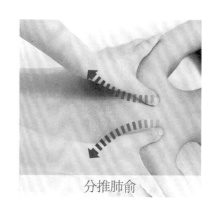

分推肺俞

4. 上肢部

◎ 脾经

【位置】拇指螺纹面。也称脾土。

【功效】①补脾经能健脾胃,补气血。用于脾胃虚弱,气血不足引起的食欲不振、肌肉消瘦、消化不良等症。②清脾经能清热利湿,化痰止呕。用于湿热熏蒸、皮肤发黄、恶心呕吐、腹泻痢疾等症。小儿脾胃薄弱,不宜攻伐太甚,一般情况下,脾经多用补法,体壮邪实者方能用清法。③小儿体虚,正气不足,患斑疹热病时,推补本穴,可使隐疹透出,但手法宜快,用力宜重。

【操作手法】旋推或将小儿拇指屈曲、循拇指桡侧边缘向指根方向直推300次,称补脾经。由指根向指端方向直推300次,称清脾经。

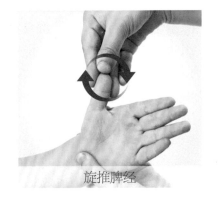

旋推脾经

◎ 肝经

【位置】食指螺纹面。也称肝木。

【功效】①清肝经能平肝泻火,息风镇惊,解郁除烦。常用于惊风、抽搐、烦躁不安、五心烦热等症。②肝经宜清不宜补,若肝虚应补时则需补后加清。或以补肾经代之,以水涵木,滋肾养肝。

【操作手法】旋推或向指根方向直推100次,称推肝经。通常以旋推为补、直推为清。

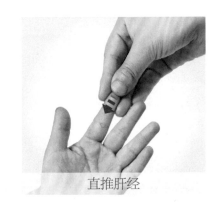

直推肝经

◎ 心经

【位置】中指螺纹面。也称心火。

【功效】①清心经能清热退心火。常用于心火旺盛而引起的高热神昏、面赤口疮、小便黄短等,多与清天河水、清小肠等合用。②本穴宜用清法,不宜用补法,以防引动心火。若气血不足而见心烦不安、睡卧露睛等症,需用补法时,可补后加清,或以补脾经代之。

【操作手法】旋推或向指根方向直推100次,称推心经。通常以旋推为补、直推为清。也可用掐法称掐心经5次。

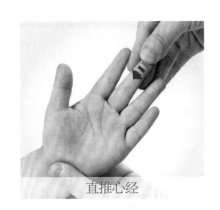

直推心经

◎ 肺经

【位置】无名指螺纹面。也称肺金。

【功效】①补肺经能补益肺气。用于肺气虚损,咳嗽气喘。汗出气短等肺经虚寒证。②清肺经能宣肺清热,疏风解表,化痰止咳。用于感冒发热及咳嗽、气喘、痰鸣等肺经实热证。

【操作手法】旋推或向指根方向直推300次,称推肺经。通常以旋推为补、直推为清。

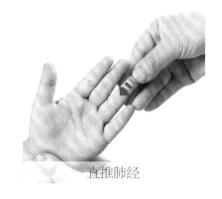

直推肺经

◎ 肾经

【位置】小指螺纹面。也称肾水。

【功效】①补肾经能补肾益脑,温养下元。用于先天不足、久病体虚、肾虚久泻、多尿、遗尿、虚汗喘息等症。②清肾经能清利下焦湿热。用于膀胱经热,小便黄短等症。临床上肾经一般多用补法,需用清法时,也多以清小肠代之。

【操作手法】旋推或向指根方向直推300次,称推肾经。通常以旋推为补、直推为清。

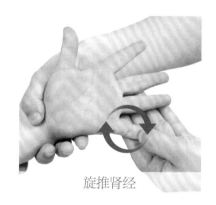

旋推肾经

◎ 四横纹

【位置】掌面食、中、无名、小指第一指间关节横纹处。

【功效】本穴掐之能退热除烦,散瘀结;推之能调中行气、和气血、消胀满。临床上多用于疳积、腹胀、气血不和、消化不良等症。常与补脾经、揉中脘等合用。也可用毫针或三棱针点刺本穴出血以治疗疳积。

【操作手法】用拇指指甲掐,称掐四横纹;或四指并拢,自食指中节横纹处推向小指中节横纹,称推四横纹。各掐5次或推100次。

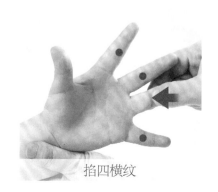

掐四横纹

◎ 小横纹

【位置】掌面食、中、无名、小指掌指关节横纹处。

【功效】推掐本穴能退热、消胀、散结。主要用于脾胃热结、口唇破烂及腹胀等症。临床上还用推小横纹治疗肺部干性啰音。

【操作手法】用拇指指甲掐5次，称掐小横纹；用拇指指侧推100次，称推小横纹。

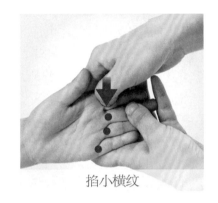

掐小横纹

◎ 肾顶

【位置】小指顶端。

【功效】揉肾顶能收敛元气，固表止汗。常用于自汗、盗汗。

【操作手法】以中指或拇指指端按揉100~500次，称揉肾顶。

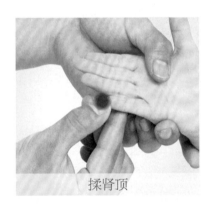

揉肾顶

◎ 肾纹

【位置】手掌面，小指第二指间关节横纹处。

【功效】揉肾纹能祛风明目，散瘀结。主要用于目赤肿痛或热毒内陷，瘀结不散所致的高热、呼吸气凉、手足逆冷等症。

【操作手法】以中指或拇指指端按揉100~500次，称揉肾纹。

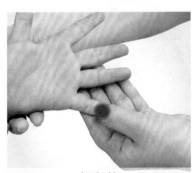

揉肾纹

◎ 掌小横纹

【**位置**】掌面小指根下，尺侧掌纹头。

【**功效**】揉掌小横纹能清热散结，宽胸宣肺，化痰止咳。主要用于喘咳、口舌生疮等，为治疗百日咳、肺炎的要穴。临床上用揉掌小横纹治疗肺部湿性啰音，有一定的疗效。

【**操作手法**】以中指或拇指指端按揉100~500次，称揉掌小横纹。

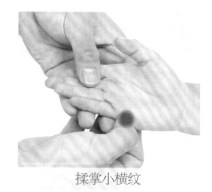

揉掌小横纹

◎ 大肠

【**位置**】食指桡侧缘，自食指尖向虎口成一直线。

【**功效**】①补大肠能涩肠固脱，温中止泻。用于虚寒腹泻、脱肛等症。②清大肠能清利肠腑，除湿热，导积滞。多用于湿热，积食滞留肠道，身热腹痛，痢下赤白，大便秘结等症。

【**操作手法**】从食指尖直推向虎口或反之，操作100次，称推大肠。通常以向上（虎口）推为补、向下（指尖）推为清。

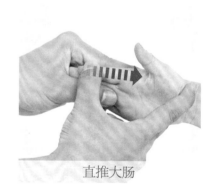

直推大肠

◎ 小肠

【**位置**】小指尺侧边缘，自指尖到指根成一直线。

【**功效**】清小肠能清利下焦湿热，泌清别浊。多用于小便黄短不利、尿闭、水泻等症。若心经有热，移热于小肠，以本法配合清天河水，能加强清热利尿的作用；若属下焦虚寒，多尿、遗尿则宜用补小肠。

【**操作手法**】从指尖直推向指根或反之，操作100次，称推小肠。通常以向上（指根）推为补、向下（指尖）推为清。

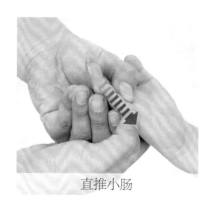

直推小肠

◎ 胃经

【位置】拇指掌面近掌端第一节。

【功效】①清胃经能清中焦湿热,和胃降逆,泻胃火,除烦止渴。多与清脾经、推天柱骨、(腕)横纹推向板门等合用,治疗脾胃湿热,或胃气不和所引起的上逆呕恶等症。②补胃经能健脾胃、助运化,常与补脾经、揉中脘、摩腹、按揉足三里等合用,治疗脾胃虚弱、消化不良、纳呆腹胀等症。

【操作手法】旋推为补,称补胃经;向指根方向直推胃经,称清胃经。补胃经和清胃经统称推胃经,推100~300次。

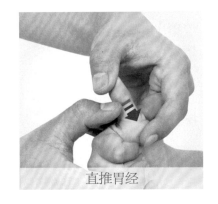

直推胃经

◎ 板门

【位置】手掌大鱼际中央及整个平面。

【功效】①揉板门能健脾和胃、消食化滞,运达上下之气。多用于疳积、乳食停积、食欲不振或嗳气、腹胀、腹泻、呕吐等症。②板门推向(腕)横纹能止泻,(腕)横纹推向板门能止呕吐。

【操作手法】指端揉100次,称揉板门。自拇指指根推向掌根或反之,操作100次,称推板门。

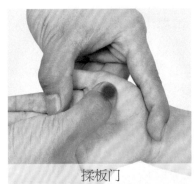

揉板门

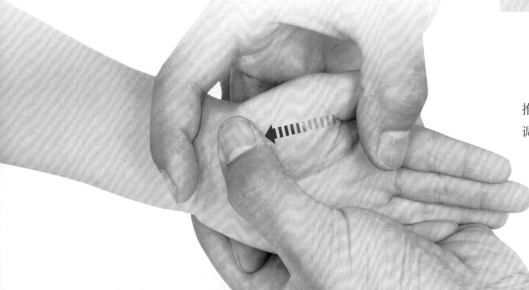

推板门50~100次,可调整孩子的脾胃功能。

◎ 内劳宫

【位置】掌心中，握拳中指指端即是。

【功效】①揉内劳宫能清热除烦，用于心经有热而致口舌生疮、发热、烦渴等症。②运内劳宫能清虚热，对心、肾两经虚热最为适宜。

【操作手法】以中指或拇指指端揉50次，称揉内劳宫；以中指或拇指螺纹面运100次，称运内劳宫。

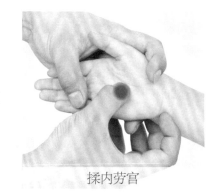

揉内劳宫

◎ 内八卦

【位置】掌心周围，通常以内劳宫为圆心，以内劳宫至中指根的2/3为半径作圆，内八卦即在此圆上。南（中指根下）为"离宫"，北为"坎宫"，东为"震宫"，西为"兑宫"，西北为"乾宫"，东北为"艮宫"，东南为"巽宫"，西南为"坤宫"。

【功效】运内八卦能宽胸利膈，理气化痰，行滞消食。用于痰结喘嗽、胸闷、腹胀、呕吐及泄泻等症，多与推脾经、推肺经、揉板门、揉中脘等合用。顺运止泻，逆运止吐。

【操作手法】用拇指螺纹面做运法50次，称运内八卦。掐八卦穴各5次。

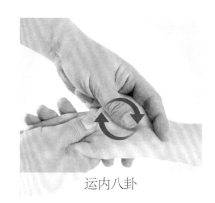

运内八卦

◎ 小天心

【位置】手掌大小鱼际交接处凹陷中。

【功效】①揉小天心能清热镇惊，利尿明目。主要用于心经有热而致目赤肿痛、口舌生疮等症，对新生儿硬皮症、黄疸、遗尿、水肿等亦有效。②掐、捣小天心能镇惊安神。主要用于惊风抽搐、夜啼等症。若见惊风眼翻、斜视，可与掐老龙、掐人中、清肝经等合用。眼上翻者则向下掐；右斜视者则向左掐；左斜视者则向右掐。

【操作手法】掐5次、揉50次，称掐小天心、揉小天心。

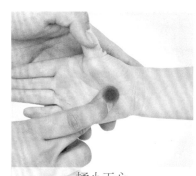

揉小天心

◎ 总筋

【位置】掌后腕横纹中点，又称内一窝风。

【功效】掐总筋能清热散结，揉总筋能通调周身气机。掐总筋多与清河水、清心经配合，治疗口舌生疮、潮热、夜啼等实热证。治疗惊风抽掣也常用掐法，操作时手法宜快，并稍用力。

【操作手法】按揉本穴30次，称揉总筋；用拇指指甲掐5次，称掐总筋。

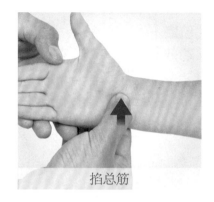

掐总筋

◎ 大横纹

【位置】仰掌，掌后横纹。近拇指端称阳池，近小指端称阴池。

【功效】①分阴阳能平衡阴阳，调和气血，行滞消食。多用于阴阳不调、气血不和而致寒热往来、烦躁不安以及乳食停滞、腹胀、腹泻、呕吐、痢疾等症。但在操作时，如实热证阴池宜重分，虚寒证阳池宜重分。②合阴阳能行痰散结，多用于痰结喘嗽、胸闷等症。若本法配合揉肾纹、清天河水，能加强行痰散结的作用。

【操作手法】两拇指自掌后横纹中（总筋）向两旁分推30次，称分推大横纹，又称分阴阳。若自两旁向中间合推，则称合推大横纹或合阴阳。

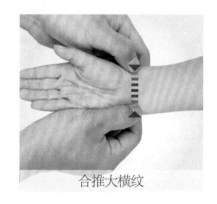

合推大横纹

◎ 天河水

【位置】前臂正中，总筋至洪池（曲泽）成一直线。

【功效】①清天河水能清热解表，泻火除烦。多用于五心烦热、口燥咽干、夜啼等症；对于感冒发热、头痛、恶风、咽痛等外感风热者，也常与开天门、推眉弓、揉太阳等合用。②弹打天河水（打马过天河）清热之力大于清天河水，多用于实热、高热等症。

【操作手法】用食、中二指指面自腕推向肘300次，称清天河水。

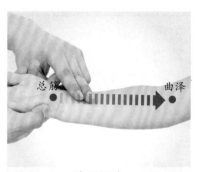

总筋　　曲泽

清天河水

◎六腑

【**位置**】前臂尺侧（靠小指一侧），阴池至肘成一直线。

【**功效**】退六腑性寒凉，能清热、凉血、解毒。对积滞、壮热烦渴、腮腺炎及肿毒等实热证均可应用。本穴与补脾经合用，有止汗的效果。若患儿平素大便溏薄，脾虚腹泻者，本法慎用。

【**操作手法**】用拇指指面或食、中二指指面自肘推向腕300次，称退六腑或推六腑。

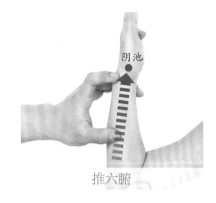

推六腑

◎三关

【**位置**】前臂桡侧（靠拇指一侧），阳池至曲池成一直线。

【**功效**】①推三关能温阳散寒，发汗解表，主治一切虚寒病证，对非虚寒病证宜慎用。常用于气血虚弱、阳气不足引起的四肢厥冷、面色无华、食欲不振等症，多与补脾经、补肾经、揉丹田、捏脊、摩腹等合用。②对感冒风寒、怕冷无汗等症，多与清肺经、推攒竹、掐揉二扇门等合用。

【**操作手法**】用拇指指面或食、中二指指面自腕推向肘300次，称推三关；自拇指外侧端推向肘300次，称为大推三关。

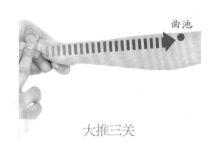

大推三关

推三关时力度稍重，
以局部潮红为度。

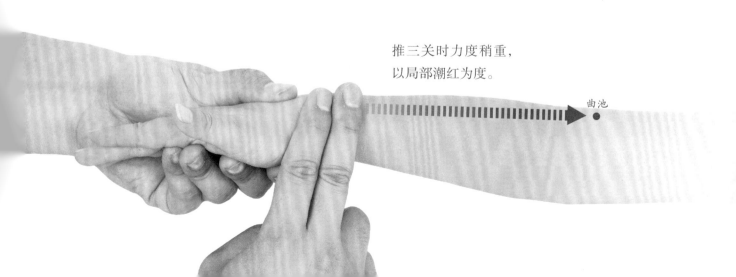

◎老龙

【位置】中指指甲根正中后0.1寸处。

【功效】掐老龙主要用于急救，有醒神开窍的作用。若小儿暴厥，或高热抽搐，掐之知痛有声有泪者，较易治，不知痛而无声无泪者，症较危重。

【操作手法】用拇指指甲掐5次或醒后即止，称掐老龙。

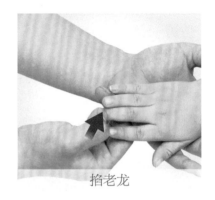

掐老龙

◎端正

【位置】中指指甲根两侧近中指第二指间关节赤白肉际处，拇指侧（桡侧）称左端正，小指侧（尺侧）称右端正。

【功效】①揉右端正能降逆止呕，主要用于胃气上逆而引起的恶心呕吐等症；揉左端正能升提，主要用于水泻、痢疾等症。②掐端正多用于治疗小儿惊风，常与掐老龙、清肝经等配合。本穴对鼻出血有效，方法是用细绳在中指第三节横纹（靠指尖侧）处进行绕扎（不可太紧），扎好后患儿静卧即可。

【操作手法】用拇、食指指甲对掐5次或拇、食指螺纹面对揉50次，称掐、揉端正。

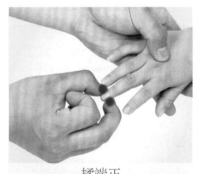

揉端正

◎二扇门

【位置】掌背食指与中指及中指与无名指指根交接处。

【功效】掐、揉二扇门能发汗透表、退热平喘，是发汗效法。揉时要稍用力，速度宜快，多用于风寒外感。本法与揉肾顶、补脾经、补肾经等配合应用，适宜于平素体虚易外感患儿。

【操作手法】拇指指甲掐5次，称掐二扇门；拇指偏峰按揉50次，称揉二扇门。

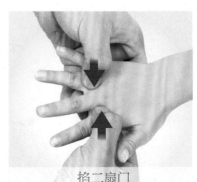

掐二扇门

◎二人上马

【位置】手背无名指及小指掌指关节后凹陷中。

【功效】临床上用揉法为多，揉二人上马能滋阴补肾，顺气散结，利水通淋，为补肾滋阴的要法。主要用于阴虚阳亢、潮热烦躁、牙痛、小便赤涩淋沥等症。本法对体质虚弱，肺部感染有干性啰音、久不消失者，配揉小横纹，湿性啰音配揉掌小横纹，多揉有一定疗效。

【操作手法】拇指指端揉50次或拇指指甲掐5次，称揉二人上马或掐二人上马。

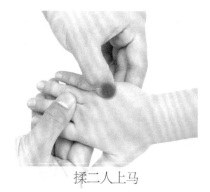

揉二人上马

◎外劳宫

【位置】掌背第二、三掌骨歧缝间凹陷中，与内劳宫相对。

【功效】本穴性温，能温阳散寒，兼能发汗解表。临床上用揉法为多，揉外劳主要用于一切寒证，不论外感风寒、鼻塞流涕，以及脏腑积寒、肠鸣腹泻、寒痢腹痛等症皆宜，且能升阳举陷，故也多配合补脾经、补肾经、推三关、揉丹田等治疗脱肛、遗尿等症。

【操作手法】掐5次或揉50次，称掐外劳宫或揉外劳宫。

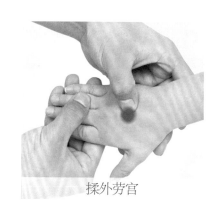

揉外劳宫

◎膊阳池

【位置】在手背一窝风（手背腕横纹正中凹陷处）后3寸处。

【功效】掐、揉膊阳池能止头痛、通大便、利小便，特别对大便秘结，多揉之有显效，但大便溏薄者禁用。用于感冒头痛，或小便赤涩短少多与其他解表、利尿法同用。

【操作手法】拇指指甲掐5次或中指指端揉100次，称掐膊阳池或揉膊阳池。

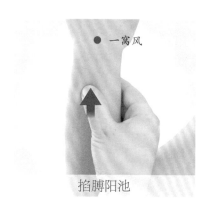

一窝风

掐膊阳池

5. 下肢部

◎ 箕门

【位置】大腿内侧,膝盖上缘至腹股沟成一直线。

【功效】推箕门性平和,有较好的利尿作用。用于尿潴留,多与揉丹田、按揉三阴交等合用;用于小便赤涩不利,多与清小肠等合用。

【操作手法】用拇指或食、中二指指面自膝盖内上缘至腹股沟部直推100~300次,称推箕门。

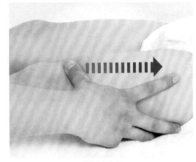

推箕门

◎ 百虫

【位置】膝上内侧肌肉丰厚处,又称百虫窝。

【功效】按、拿百虫能通经络、止抽搐,多用于下肢瘫痪及痹痛等症,常与拿委中、按揉足三里等合用。若用于惊风、抽搐,手法刺激宜重。

【操作手法】按或拿5次,称按百虫或拿百虫。

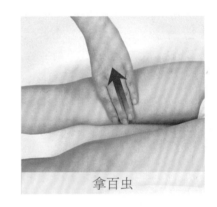

拿百虫

◎ 涌泉

【位置】屈趾,足掌心前三分之一凹陷中。

【功效】①推涌泉能引火归元,退虚热。主要用于五心烦热,烦躁不安等症,常与揉二人上马、运内劳宫等配合应用。配合退六腑、清天河水亦能退实热。②揉涌泉能治吐泻,左揉止吐、右揉止泻。

【操作手法】用拇指指面向足趾推,称推涌泉;用指端揉,称揉涌泉。推、揉均50~100次。

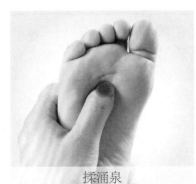

揉涌泉

◎足三里

【位置】外膝眼下3寸、胫骨旁1寸。

【功效】本穴属足阳明胃经，能健脾和胃、调中理气、导滞通络。多用于消化系统疾病，常与推天柱骨、分推腹阴阳配合治疗呕吐，与推上七节骨、补大肠治脾虚腹泻，且常与捏脊、摩腹等配合应用，作为小儿保健。

【操作手法】用拇指指端做按揉法50~100次，称揉足三里。

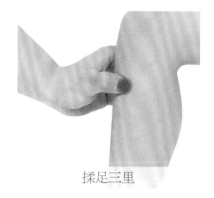

揉足三里

◎丰隆

【位置】外踝尖上8寸，胫骨前缘外侧1.5寸，胫腓骨之间。

【功效】揉丰隆能和胃气、化痰湿。主要用于痰涎壅盛、咳嗽气喘等症，常与揉膻中、运内八卦等合用。

【操作手法】拇指或中指指端揉50~100次，称揉丰隆。

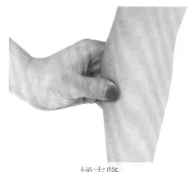

揉丰隆

◎三阴交

【位置】内踝尖上3寸，胫骨后缘凹陷中。

【功效】按揉三阴交能通血脉、活经络、疏下焦、利湿热，也能健脾胃、助运化。主要用于泌尿系统疾病，如遗尿等，常与揉丹田、推箕门等合用，也常用于下肢痹痛、瘫痪等。

【操作手法】用拇指指面自上往下或自下往上直推100次，称推三阴交；按揉50次，称揉三阴交。

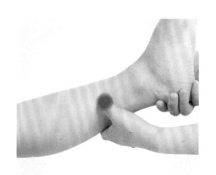

揉三阴交

按摩顺序

补脾经

⬇

补胃经

⬇

运内八卦

⬇

揉板门

⬇

掐四横纹

⬇

摩中脘

⬇

摩腹

⬇

捏脊

捏捏小手不生病

1. 不爱吃饭

孩子不爱吃饭是脾胃虚弱的表现，常见于 1~6 岁的小儿，表现为不欲纳食，甚至拒食。推拿治疗以调脾胃、增食欲为原则。

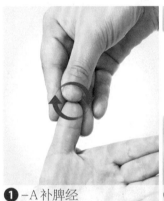 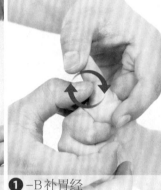

❶-A 补脾经　　❶-B 补胃经

手法	力度
旋推	轻

❶ 补脾经、补胃经：旋推拇指螺纹面100~200次；旋推拇指掌面近掌端第一节100~200次。

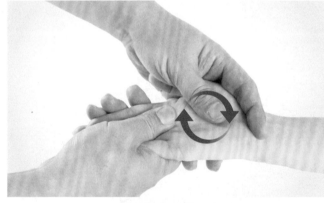

手法	力度
运掐	轻

❷ 运内八卦：用拇指指面在掌心周围（通常以内劳宫为圆心，以内劳宫至中指根的2/3为半径作圆）做运法100~200次，掐八卦穴各5次。

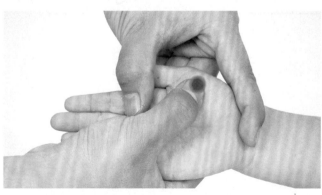

手法	力度
揉	轻

❸ 揉板门：板门位于手掌大鱼际中央（点）及整个平面，用指端揉100~200次。

手法	力度
掐	轻

④掐四横纹：用拇指指甲掐掌面食、中、无名、小指第一指间关节横纹处各5次。

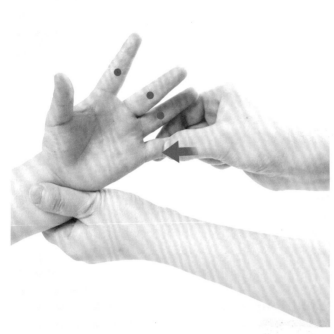

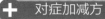 **对症加减方**

若为脾胃虚弱，加揉脾俞、胃俞、足三里各1分钟（穴位见附录，下同）。

若为胃阴不足，加推三关、补肾经、揉二人上马、运内劳宫、清天河水、清大肠各100~200次。

手法	力度
摩	轻

⑤摩中脘、摩腹：摩中脘（脐上4寸）3分钟，摩腹3分钟。摩动时指面或掌面要紧贴体表治疗部位，压力要均匀，动作要轻柔。

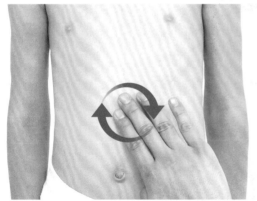

手法	力度
捏	轻

⑥捏脊：自下而上捏3遍，捏第4遍时每捏3下再将背脊皮提1下。

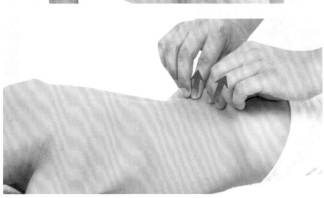

小儿不宜偏食，要养成按时吃饭的习惯。少进甘肥厚味、生冷干硬之食物，鼓励多吃蔬菜及粗粮。切忌滥用补品、补药等。

按摩顺序

开天门

⬇

推坎宫

⬇

揉太阳

⬇

揉耳后高骨

⬇

清肺经

⬇

清天河水

⬇

退六腑

⬇

推天柱骨

⬇

推脊

! 小偏方

葱白2根，生姜5片，糯米30克。葱白、糯米洗净，生姜片捣碎，加水煎煮成粥，趁热服。适用于3岁以上小儿风寒感冒。

2. 感冒发热

发热是儿童感冒的常见症状，多由小儿体质虚弱、抗邪能力不足，加之家长护理不周，小儿冷热不知调节所致。可分为外感风寒发热和外感风热发热。推拿治疗以解表清热为原则。

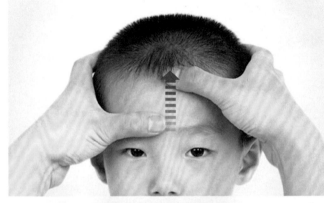

手法 直推　力度 轻

❶开天门：从眉心至前发际，用两拇指自下而上交替直推100~200次。

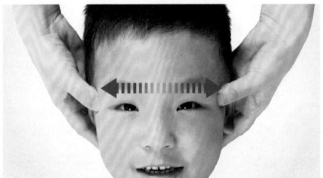

手法 分推　力度 轻

❷推坎宫：两拇指自眉头向眉梢分推100~200次。

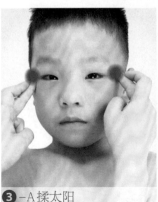
❸-A 揉太阳

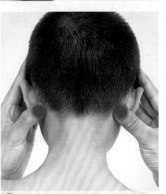
❸-B 揉耳后高骨

手法 揉　力度 轻

❸揉太阳、揉耳后高骨：揉太阳100~200次；揉耳后高骨100~200次。

手法 直推　**力度** 轻

❹清肺经、清天河水、退六腑：在无名指螺纹面向指根方向直推100~200次；用食、中二指指面自腕向肘推100~200次；用拇指指面或食、中二指指面自肘向腕推100~200次。

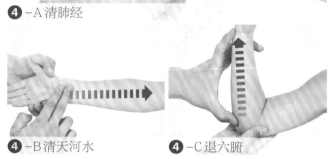

❹-A 清肺经

❹-B 清天河水　　❹-C 退六腑

手法 直推　**力度** 轻

❺推天柱骨：天柱骨位于颈后发际正中至大椎，用拇指或食指自上向下直推100~200次。

大椎

手法 直推　**力度** 轻

❻推脊：用食、中二指指面自上而下直推100~200次。

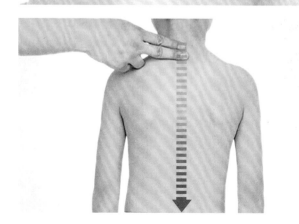

➕ 对症加减方

风寒者，加推三关100~200次，重拿肩井5~10次，揉二扇门100~200次。

风热者，加揉合谷、曲池100~200次，轻拿肩井5~10次。

若高热，加水底捞明月100~200次，打马过天河100~200次。

若兼咳嗽、痰鸣气急者，加推揉膻中、揉肺俞、运内八卦、揉丰隆。

感冒发热每日可推拿2次。推拿治疗24小时后，高热不退者，应及时就医，仔细查明病因，可采用推拿、药物综合治疗。

感冒发热期间，饮食要清淡，吃易于消化之食物，不宜吃辛辣肥甘厚味。还要多饮用温开水，有利于发汗，也可选用盐开水。

按摩顺序

开天门

推坎宫

运太阳

揉耳后高骨

补脾经

补肺经

补肾经

分推大横纹

摩腹

捏脊

> **！ 小偏方**
>
> 生姜2片，红糖10克，一同放入锅中，加水用文火煎煮5分钟。加葱（连头须）1根，再煎煮5分钟，趁温热服用。适用于3岁以上小儿风寒感冒。

3. 反复感冒

反复感冒是小儿常见病，又称反复上呼吸道感染，多由于小儿先天禀赋不足，肾气不充，素体虚弱；或后天调护失宜，乳食失节，损伤脾胃。推拿治疗以扶正固本为原则。

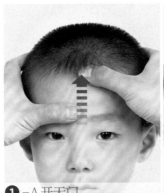

❶-A 开天门

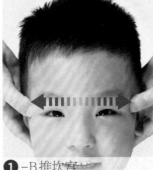

❶-B 推坎宫

手法		力度
直推	分推	轻

❶ 开天门、推坎宫：从眉心至前发际，用两拇指自下而上交替直推100~200次；两拇指自眉头向眉梢分推100~200次。

手法	力度
运	轻

❷ 运太阳：100~200次，运时宜缓不宜急，手法宜轻不宜重。

手法	力度
揉	轻

❸ 揉耳后高骨：用两手拇指分别揉耳后高骨100~200次。

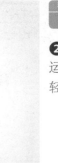

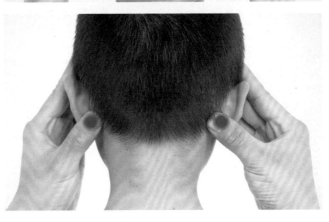

手法	力度
旋推	轻

❹ 补脾经、补肺经、补肾经：旋推拇指螺纹面100~200次；旋推无名指螺纹面100~200次；旋推小指螺纹面100~200次。

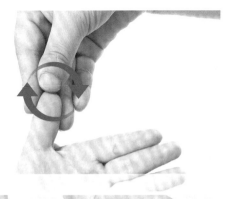

❹-A 补脾经

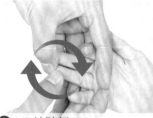

❹-B 补肺经

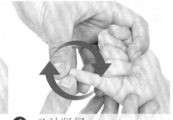

❹-C 补肾经

手法	力度
分推 摩	轻

❺ 分推大横纹、摩腹：两拇指自掌后横纹中向两旁分推100~200次；摩腹3分钟。

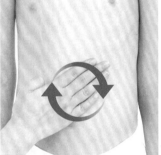

❺-A 分推大横纹

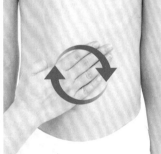

❺-B 摩腹

手法	力度
捏	轻

❻ 捏脊：自下而上捏3遍，捏第4遍时每捏3下再将背脊皮提一下。

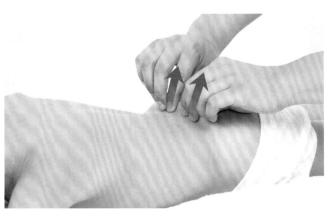

＋ 对症加减方

若体质虚弱、面色黄白、毛发不华、气短懒言、精神不振、易出汗，加推三关100~200次，按揉气海1分钟，揉足三里1分钟。

若体形瘦长、眼鼻口咽干燥、喜冷饮、手足心热、急躁好动、易便秘，加揉二人上马100~200次，运内劳宫100~200次，清天河水100~200次，揉涌泉1分钟。

居室环境卫生，保持通风。小儿要多参加户外活动，增强体质，并注意随气候变化及时增减衣物。感冒流行期间尽量不去人员密集的地方。为避免着凉，出汗较多时，用干毛巾擦干。远离冷饮和肥甘厚腻、辛辣的食物。

按摩顺序

清肺经

揉二人上马

清天河水

揉曲池

揉天突

揉膻中

揉乳根

揉乳旁

推膻中

分推肩胛骨

揉肺俞

搓胁肋

揉丰隆

4. 有痰咳不出

咳嗽是感冒、支气管炎、肺炎的常见症状，小儿经常出现痰黏难咳的情况，多和风热犯肺、痰热蕴肺相关。风热咳嗽表现为痰黄黏稠、口渴咽痛、鼻流浊涕等。痰热咳嗽表现为咳嗽痰多、色黄黏稠等。推拿以宣肺化痰为原则。

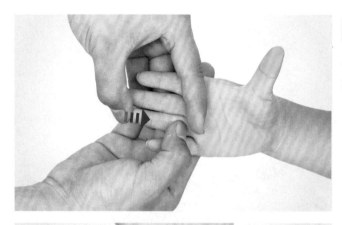

手法 直推　力度 轻

❶ 清肺经：在无名指螺纹面向指根方向直推100~200次。

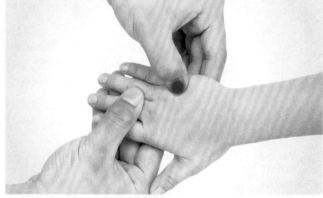

手法 揉　力度 轻

❷ 揉二人上马：用拇指指端揉手背无名指及小指掌指关节后凹陷中100~200次。

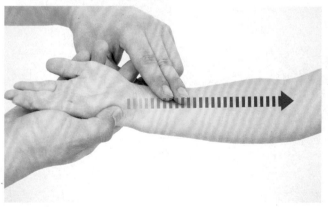

手法 直推　力度 轻

❸ 清天河水：用食、中二指指面自腕推向肘100~200次。

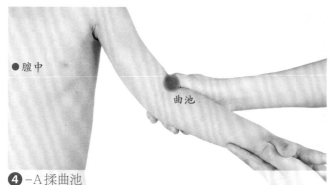

④-A 揉曲池

④-B 揉天突

④-C 推膻中

手法	力度
揉 推	轻

❹ 揉曲池、天突、膻中、乳根、乳旁：各100~200次。推膻中：用食、中指自胸骨切迹向下推至剑突100~200次。

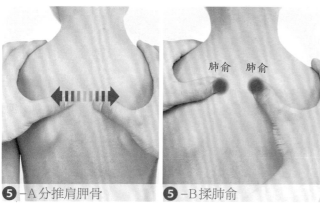

⑤-A 分推肩胛骨

⑤-B 揉肺俞

手法	力度
分推 揉	轻

❺ 分推肩胛骨：用两手拇指同时从脊柱中央向两边肩胛骨方向推100~200次。揉肺俞：用两拇指揉或食、中二指揉肺俞100~200次。

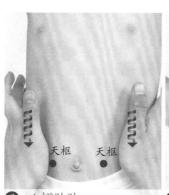

⑥-A 搓胁肋

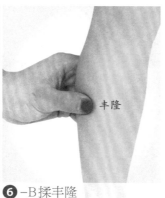

⑥-B 揉丰隆

手法	力度
搓 揉	轻

❻ 搓胁肋、揉丰隆：令小儿两手抬起，或放于头上，操作者以两手掌从小儿两胁腋下搓摩至天枢处50次；揉丰隆1分钟。

对症加减方

若风热犯肺，加开天门100~200次，推坎宫100~200次，运太阳100~200次，揉耳后高骨100~200次。

若痰热咳嗽，加退六腑100~200次，揉掌小横纹100~200次，掐四横纹3~5次。

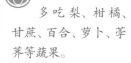

多吃梨、柑橘、甘蔗、百合、萝卜、荸荠等蔬果。

按摩顺序

补脾经

⬇

补肺经

⬇

推三关

⬇

揉二人上马

⬇

揉天突

⬇

揉、擦膻中

⬇

揉、擦肺俞

⬇

揉丰隆

⬇

搓胁肋

⬇

捏脊

> **！小偏方**
>
> 生芝麻15克，冰糖10克，共放碗中，开水冲饮。可以润肺生津，治夜嗽不止，咳嗽无痰。适用于3岁以上小儿。

5. 咳嗽无痰

孩子咳嗽无痰，多和肺阴亏虚相关，属于内伤咳嗽。阴虚咳嗽表现为干咳无痰，或痰少而黏，不易咳出，或痰中带血，口渴咽干，喉痒，声音嘶哑，午后潮热或手足心热，舌质红，舌苔少。推拿治疗以滋阴润肺、止咳化痰为治疗原则。

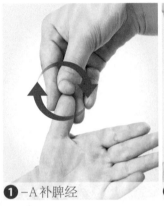
❶-A 补脾经

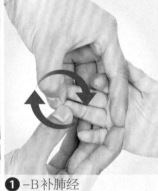
❶-B 补肺经

手法	力度
旋推	轻

❶ 补脾经、补肺经：旋推拇指螺纹面100~200次；旋推无名指螺纹面100~200次。

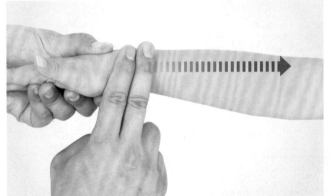

手法	力度
直推	轻

❷ 推三关：用拇指指面或食、中二指指面自腕向肘推100~200次。

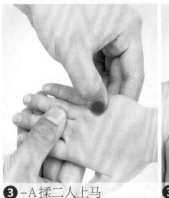
❸-A 揉二人上马

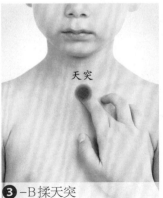
天突
❸-B 揉天突

手法	力度
揉	轻

❸ 揉二人上马、揉天突：用拇指指端揉手背无名指及小指掌指关节后陷中100~200次；中指指端揉天突100~200次。

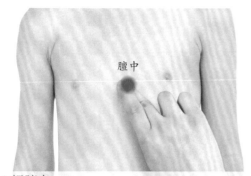

膻中

4-A 揉膻中

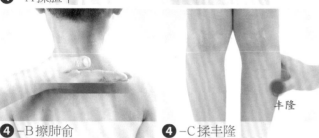

4-B 擦肺俞　　**4**-C 揉丰隆

丰隆

手法 揉擦　力度 轻

❹揉、擦膻中100~200次；揉、擦肺俞100~200次；揉丰隆100~200次。

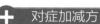

＋ 对症加减方

　　若干咳无痰、心烦难寝、口渴喜饮、睡时多汗，加运内劳宫100~200次，清天河水100~200次，揉曲池、三阴交、涌泉各1分钟。

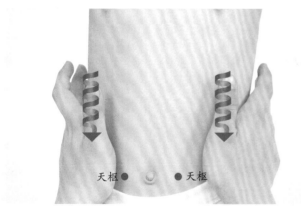

天枢 ● 　 ● 天枢

手法 搓　力度 轻

❺搓胁肋：令小儿两手抬起，或放于头上，操作者以两手掌从患儿两胁腋下搓摩至天枢处50次。

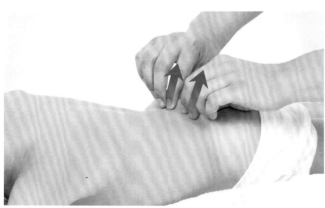

手法 捏　力度 轻

❻捏脊：自下而上捏3遍，捏第4遍时每捏3下再将背脊皮提1下。

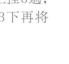

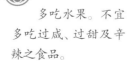

　　多吃水果。不宜多吃过咸、过甜及辛辣之食品。

按摩顺序

补脾经
⬇
补肺经
⬇
补肾经
⬇
揉二人上马
⬇
揉天突
⬇
揉膻中
⬇
揉肺俞
⬇
擦膻中
⬇
擦肺俞
⬇
捏脊
⬇
按揉丰隆

！小偏方

取当归15克，梨1个切片，蜂蜜50克，放入碗中，隔水蒸半小时后，趁热服用，适用于3岁以上小儿。

6. 白天不咳晚上咳

白天不咳或少咳，入暮则咳嗽加剧，尤以入睡前后为剧。儿童夜咳以食积、痰瘀和阴虚为主：食积夜咳者睡前多食则加重，睡卧不安；痰瘀夜咳者咽有异物感，无痰或少痰；阴虚夜咳者干咳无痰，睡时多汗。以宣肺止咳化痰为原则。

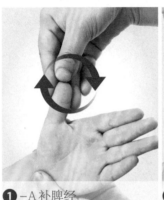
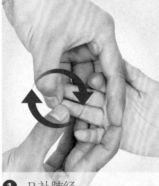

❶-A 补脾经 ❶-B 补肺经

手法 旋推 力度 轻

❶补脾经、补肺经、补肾经：旋推拇指螺纹面100~200次；旋推无名指螺纹面100~200次；旋推小指螺纹面100~200次。

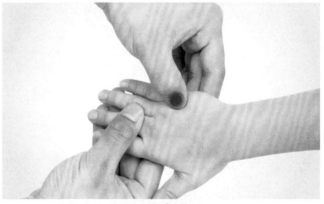

手法 揉 力度 轻

❷揉二人上马：用拇指端揉手背无名指及小指掌指关节后凹陷中100~200次。

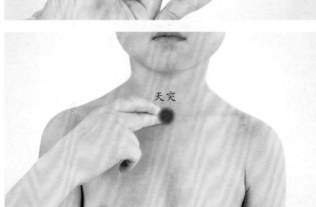

天突

手法 揉 力度 轻

❸揉天突：中指指端揉天突100~200次。天突位于人体正中，胸骨上窝处。

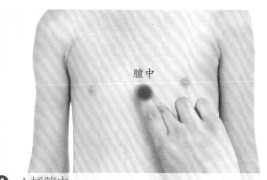

膻中

4-A 揉膻中

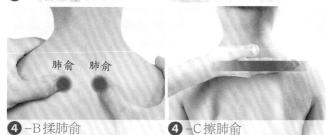

肺俞 肺俞

4-B 揉肺俞   **4**-C 擦肺俞

手法	力度
揉	轻

❹揉膻中、揉肺俞、擦膻中、擦肺俞：揉膻中、肺俞各100~200次。擦膻中、肺俞各1分钟。

手法	力度
捏	轻

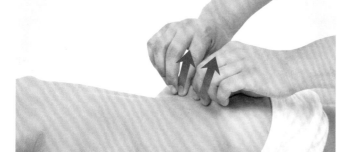

❺捏脊：自下而上捏3遍，捏第4遍时每捏3下再将背脊皮提1下。

手法	力度
按揉	轻

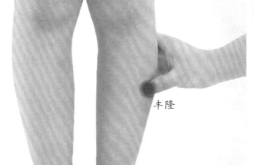

丰隆

❻按揉丰隆100~200次。

✚ 对症加减方

　　若食积夜咳，加揉板门100~200次，掐四横纹3~5次，运内八卦100~200次，顺时针摩腹，推下七节骨100~200次，按揉足三里1分钟。

　　若痰瘀夜咳，加揉迎香1分钟，掐五指节（在手背，五指第一指间关节处）3~5次，运内八卦100~200次，顺时针摩腹3分钟，搓胁肋50次，按揉血海1分钟。

　　每日定时开窗，保持室内空气流通。睡前控制小儿饮食。不宜多吃咸、甜及辛辣之食品。

按摩顺序

补脾经

推三关

补大肠

揉外劳宫

摩腹

揉脐

推上七节骨

揉龟尾

按揉足三里

> **! 小偏方**
>
> 粳米100克炒焦，生姜10克，加水煮粥，取米汤饮用。适用于2岁以上小儿。

7. 受凉腹泻

小儿腹泻是指小儿大便次数增多，粪质稀薄或如水样为特征的一种消化道疾病。小儿受寒后寒湿困脾，脾失健运而致腹泻。表现为大便清稀多沫，色淡不臭，肠鸣腹痛。推拿以温中散寒、化湿止泻为治疗原则。

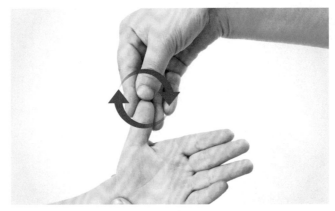

手法	力度
旋推	轻

❶补脾经：旋推拇指螺纹面100~200次。

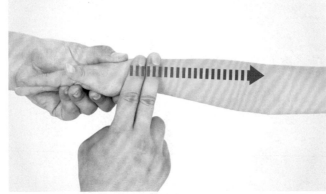

手法	力度
直推	轻

❷推三关：用拇指指面或食、中二指指面自腕向肘推100~200次。

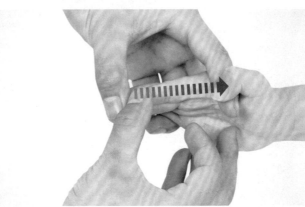

手法	力度
直推	轻

❸补大肠：从食指尖沿食指桡侧缘直推向虎口100~200次。

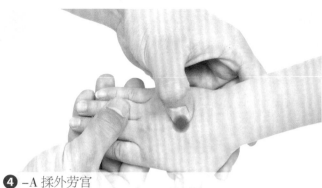

手法	力度
揉 摩	轻

❹揉外劳宫、摩腹、揉脐：揉外劳宫（掌背第二、三掌骨歧缝间凹陷中）100~200次；逆时针摩腹3分钟；揉脐100~200次。

❹ -A 揉外劳宫

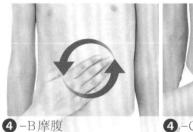

❹ -B 摩腹

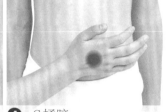

❹ -C 揉脐

对症加减方

肠鸣腹痛者，加揉一窝风100~200次，拿肚角5次。体虚者，加捏脊。

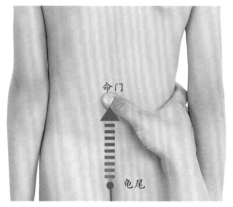

命门

龟尾

手法	力度
直推	轻

❺推上七节骨：用拇指指面或食、中二指指面，从尾椎骨端（龟尾）至命门直推100~200次。

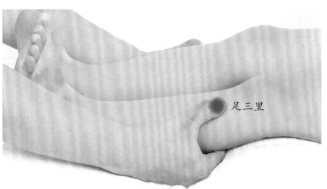

足三里

手法	力度
揉 按	轻

❻揉龟尾、按揉足三里：揉龟尾100~200次；按揉足三里1分钟。

适当控制饮食，减轻胃肠负担。随着日后病情好转，再逐渐增加饮食量。注意忌食各种豆类、西瓜、芹菜、菠菜、肉、蛋、奶等。

按摩顺序

揉板门、清胃经

补脾经、清大肠

掐揉四横纹

顺运内八卦

揉中脘、摩腹

揉脐、揉天枢

推下七节骨

揉龟尾

捏脊

！小偏方

粳米100克炒黄，山楂10克，加水煮粥，取米汤饮用。适用于1岁以上小儿食积腹泻。

8. 食积腹泻

小儿内伤乳食，损伤脾胃，导致腹泻。表现为大便稀溏，泻下酸臭，夹有乳块或食物残渣，脘腹胀痛拒按，痛则欲泻，或有呕吐，多啼哭厌食，手足心热，夜卧不宁，小便浑浊如米泔水。推拿以消食导滞、和中助运为治疗原则。

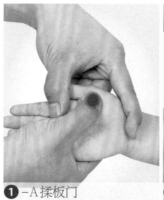

❶-A 揉板门

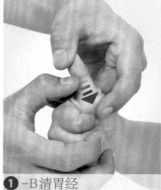

❶-B 清胃经

手法	力度
揉 直推	轻

❶揉板门、清胃经：板门位于手掌大鱼际中央（点）及整个平面，用指端揉100~200次；胃经在拇指掌面近掌端第一节，向指根方向直推100~200次。

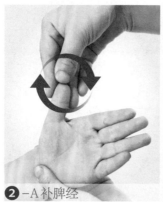

❷-A 补脾经

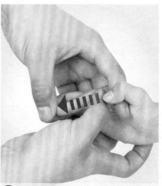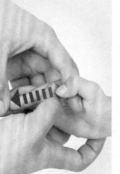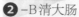

❷-B 清大肠

手法	力度
旋推 直推	轻

❷补脾经、清大肠：旋推拇指螺纹面100~200次；从虎口沿食指桡侧缘直推向食指尖100~200次。

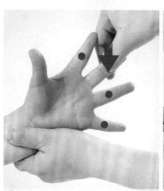

❸-A 掐揉四横纹

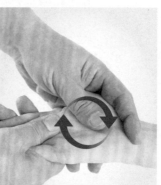

❸-B 顺运内八卦

手法	力度
掐揉 运	轻

❸掐揉四横纹、顺运内八卦：掐揉四横纹3~5次；顺运内八卦100~200次。

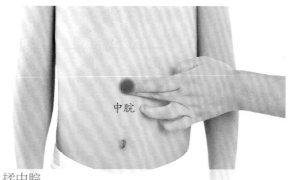

手法	力度
揉摩	轻

❹ 揉中脘、摩腹、揉脐、揉天枢：揉中脘100~200次；顺时针摩腹3分钟，揉脐100~200次；揉天枢100~200次。

❹-A 揉中脘

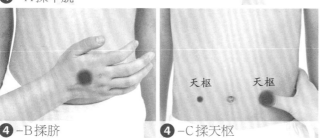

❹-B 揉脐　　❹-C 揉天枢

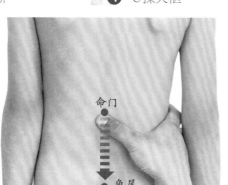

手法	力度
直推 揉	轻

❺ 推下七节骨、揉龟尾：用拇指指面或食、中二指指面，从命门至尾椎骨端（龟尾）直推100~200次；用拇指指端或中指指端揉尾椎骨端100~200次。

命门

龟尾

手法	力度
捏	轻

❻ 捏脊：自下而上捏3遍，捏第4遍时每捏3下再将背脊皮提1下。

小儿腹泻治疗过程中，应注意护理。推拿多次疗效不显著或发现病情转重，出现少尿、无尿，呕吐频繁，眼窝凹陷，精神萎靡等症状时，宜配合中、西医药物治疗，包括及时静脉输液和抗感染等措施。

伤食泄泻患儿可暂时禁食6小时左右，以后随着病情好转，逐渐增加饮食量。对婴幼儿生理性腹泻应合理喂养，添加食物要循序渐进，不宜过多、过快，以免损伤脾胃。

按摩顺序

补脾经

补大肠

推三关

摩腹

揉脐

推上七节骨

揉龟尾

捏脊

! 小偏方

芡实50克，白糖适量，将芡实煮烂，粥成加白糖即可。适用于3岁以上小儿脾虚腹泻。

小米250克，山药50克。小米与山药共研细末，加水煮糊，加适量白糖服食。有助于健脾益气。适用于3岁以上小儿。

9. 脾虚腹泻

小儿久泻伤脾，或素体脾胃虚弱，水谷不能运化，下趋大肠而致脾虚腹泻。表现为久泻不愈，或经常反复发作，大便稀溏，色淡不臭，或带有不消化食物残渣。推拿以健脾益气、温阳止泻为治疗原则。

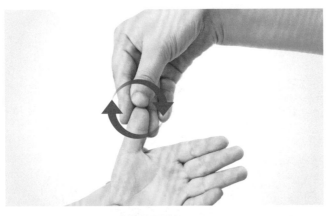

手法	力度
旋推	中

❶补脾经：旋推拇指螺纹面100~200次。

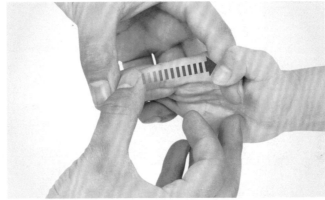

手法	力度
直推	中

❷补大肠：从食指尖沿食指桡侧缘直推向虎口100~200次。

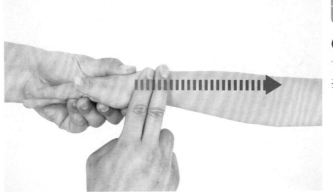

手法	力度
直推	中

❸推三关：用拇指指面或食、中二指指面自腕向肘推100~200次。

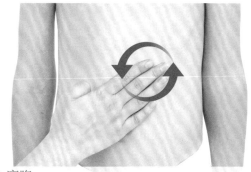

④-A 摩腹

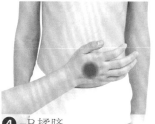

④-B 揉脐

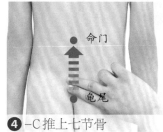

命门

龟尾

④-C 推上七节骨

手法	力度
摩 揉 直推	轻

❹摩腹、揉脐：逆时针摩腹3分钟；揉脐100~200次；推上七节骨：用拇指指面或食、中二指指面，从尾椎骨端（龟尾）至命门直推100~200次。

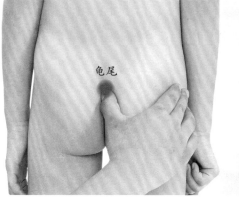

龟尾

手法	力度
揉	轻

❺揉龟尾：用拇指指端或中指指端揉尾椎骨端100~200次。

手法	力度
捏	轻

❻捏脊：自下而上捏3遍，捏第4遍时每捏3下再将背脊皮提1下。

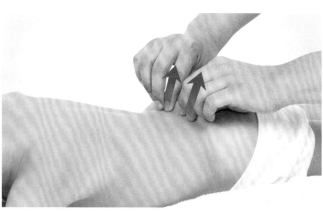

小儿发生腹泻应及时治疗，若迁延日久或失治误治，可影响小儿的生长和发育，导致营养不良、多种维生素缺乏和多种感染。

脾虚腹泻小儿应适当控制饮食，减轻胃肠负担，腹泻控制后逐步少量添加鱼肉等荤食。

给小儿背部捏脊，可以调理小儿的脾胃功能，帮助小儿消化。

此外还要进行食疗调理。食疗健脾胃最好的食材莫过于山药，山药有健脾胃、固肠道、补气血的作用。另外，山药对水土不服引起的腹泻也很有效果。

按摩顺序

补脾经

↓

清胃经

↓

清大肠

↓

清小肠

↓

掐揉四横纹

↓

清天河水

↓

退六腑

↓

摩腹

↓

揉脐

↓

推下七节骨

↓

揉龟尾

! 小偏方

白扁豆100克，山药、糯米各200克。加水适量煮成粥，早晚服用。适用于3岁以上小儿。

---

10. 湿热腹泻

小儿因感受湿热之邪，脾失健运致湿热腹泻，表现为腹痛即泻、大便水样或蛋花样、色黄热臭，可夹黏液，伴见发热烦躁、口干欲饮，偏于湿者，可见胸脘痞闷、不思纳食。推拿以清热利湿、调中止泻为治疗原则。

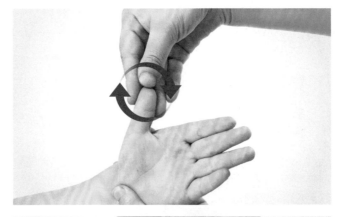

手法 旋推　力度 轻

❶补脾经：旋推拇指螺纹面100~200次。

手法 直推　力度 轻

❷清胃经：胃经在拇指掌面近掌端第一节，向指根方向直推100~200次。

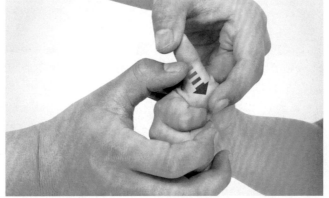

手法 直推　力度 轻

❸清大肠、清小肠：从虎口沿食指桡侧缘直推向食指尖100~200次；从小指根沿小指尺侧缘直推向指尖100~200次。

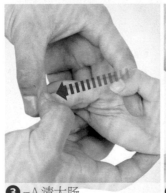

❸-A清大肠

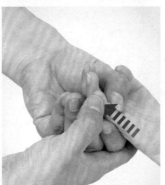

❸-B清小肠

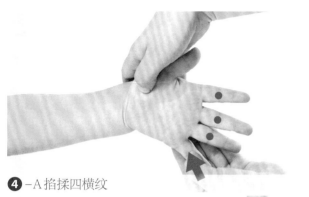

手法	力度
掐揉　直推　摩	轻

❹掐揉四横纹3~5次。清天河水：用食、中二指指面自腕向肘推100~200次。退六腑：用拇指指面或食、中二指指面自肘向腕推100~200次。顺时针摩腹3分钟；揉脐100~200次。

多吃流食，如牛奶、菜汁、果汁、蛋汤、软面、稀粥等水分丰富的食物，以补充腹泻时损失的大量水分。含B族维生素和维生素C的蔬果具有止泻的作用。

❹-A掐揉四横纹

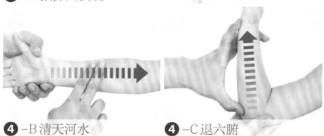

❹-B清天河水　　❹-C退六腑

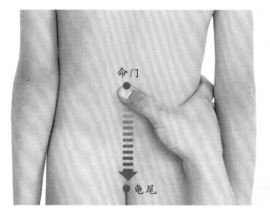

命门

龟尾

手法	力度
直推	轻

❺推下七节骨：用拇指指面或食、中二指指面，从命门至尾椎骨端（龟尾）直推100~200次。

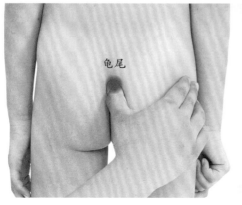

龟尾

手法	力度
揉	轻

❻揉龟尾：用拇指指端或中指指端揉尾椎骨端100~200次。

按摩顺序

清大肠

↓

揉中脘

↓

摩腹

↓

揉脐

↓

揉天枢

↓

揉龟尾

↓

推下七节骨

11. 便秘

便秘是指患儿不能按时排便，便质坚硬干燥或艰涩难排。便秘的发生，主要由于大肠传导功能失常，粪便在肠内停留时久，水分被吸收，从而粪质过于干燥、坚硬。推拿治疗以导滞通便为原则。

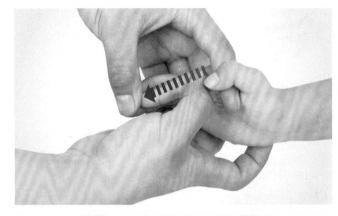

手法　直推　**力度**　轻

❶ 清大肠：从虎口沿食指桡侧缘直推向食指尖100~200次。

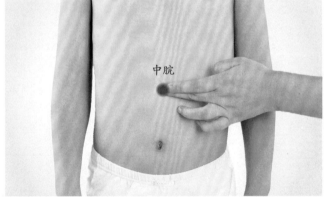

中脘

手法　揉　**力度**　轻

❷ 揉中脘：用食、中二指在上腹部、肚脐中央向上5横指处揉100~200次。

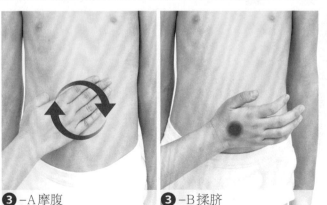

手法　摩揉　**力度**　轻

❸ 摩腹、揉脐：顺时针摩腹5分钟，摩动时指面或掌面要紧贴体表治疗部位，压力要均匀，动作要轻柔；揉脐100~200次。

❸-A 摩腹　　　❸-B 揉脐

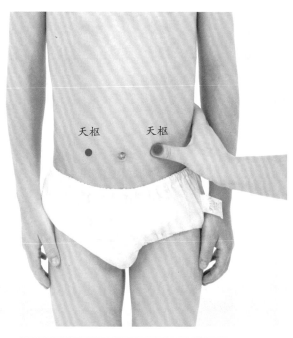

天枢 天枢

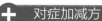

手法	力度
揉	轻

❹ 揉天枢：天枢在腹部，横平脐中，前正中线旁开2寸，揉100~200次。

➕ 对症加减方

实秘者一般大便干结、腹中胀满、面红身热、口臭心烦、口干欲饮、纳食减少，加退六腑100~200次，按弦走搓摩50次，揉板门、按揉膊阳池各100~200次。

虚秘者一般便秘不畅、形瘦气怯、小便清长、腹中冷痛、喜热恶冷、四肢不温，加补脾经、推三关各100~200次，捏脊，按揉足三里100~200次。

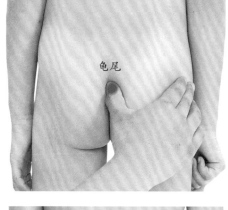

龟尾

手法	力度
揉	轻

❺ 揉龟尾：用拇指端或中指端揉尾椎骨端100~200次。

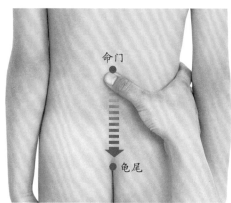

命门

龟尾

手法	力度
直推	中

❻ 推下七节骨：用拇指指面或食、中二指指面，从命门至尾椎骨端（龟尾）直推100~200次。

按摩顺序

清肺经

⬇

清大肠

⬇

揉肺俞

⬇

揉天突

⬇

揉膻中

⬇

揉掌小横纹

⬇

搓胁肋

!　小偏方

　　罗汉果15克，洗净捣碎，放入大茶杯中，用沸水冲泡15分钟即可饮用。适用于3岁以上小儿。

12. 小儿肺炎

　　肺炎是小儿常见的肺系疾病之一，多为支气管肺炎，年龄越小，发病率越高。多由于感受风邪，或由感冒、咳嗽等转变而来；也可能由于小儿形气未充，肺脏娇嫩，卫外不固所致。推拿以开肺化痰、止咳平喘为治疗原则。

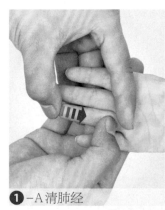
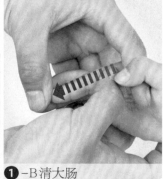

❶-A 清肺经　　　❶-B 清大肠

手法	力度
直推	轻

❶清肺经、清大肠：在无名指螺纹面向指根方向直推100~200次；从虎口沿食指桡侧缘向食指尖直推100~200次。

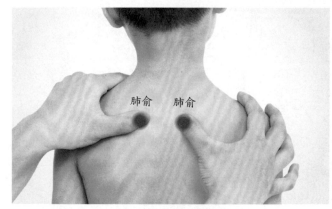

肺俞　肺俞

手法	力度
揉	轻

❷揉肺俞：用两手拇指揉或食、中二指揉肺俞100~200次。

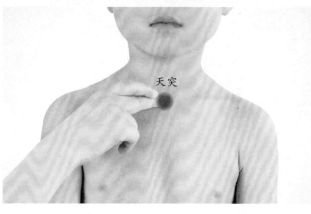

天突

手法	力度
揉	轻

❸揉天突：天突位于人体正中，胸骨上窝处，用中指端揉100~200次。

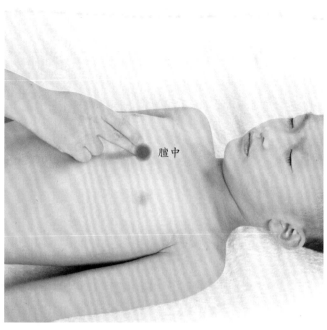

手法	力度
揉	轻

❹揉膻中：膻中位于胸骨上两乳连线的中点，用中指指端揉100~200次。

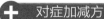

✚ 对症加减方

若恶寒无汗、痰多清稀，加揉外劳宫、揉二扇门各100~200次，擦膻中、擦肺俞各100~200次。

若发热重、咳痰黏稠，加推膻中、清天河水、退六腑、清心经、分推肩胛骨各100~200次。

若高热，可加打马过天河100~200次。

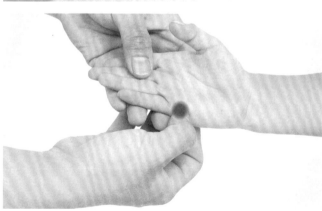

手法	力度
揉	轻

❺揉掌小横纹：中指或拇指指端揉掌小横纹100~200次。

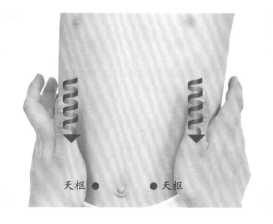

手法	力度
搓	轻

❻搓胁肋：令小儿两手抬起，或放于头上，操作者以两手掌从患儿两胁腋下搓摩至天枢处100次。

小儿应加强体育锻炼，增强体质。气候冷暖多变时，随时增减衣服。感冒流行期间不要去公共场所，防止感受外邪。

天枢 ●   ● 天枢

按摩顺序

清肺经

↓

掐四横纹

↓

揉扳门

↓

按天突

↓

揉膻中、乳根、乳旁

↓

搓胁肋

↓

揉肺俞、丰隆

↓

捏脊

⚠ 小偏方

将苏子、桃仁各10克，和粳米100克洗净，加水煮粥，撒入适量白糖即可。适用于3岁以上小儿。

13. 哮喘

哮喘病又称支气管哮喘，多见于4~5岁小儿。哮喘的发作，一般每次持续几分钟，甚至几小时，严重时可达几天；发作缓解时，先咳出大量泡沫性黏稠痰液，然后停止。推拿治疗以宽胸理气、化痰平喘为主。

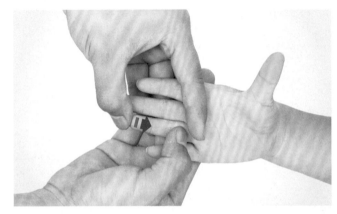

❶ 清肺经： 在无名指螺纹面向指根方向直推100~200次。

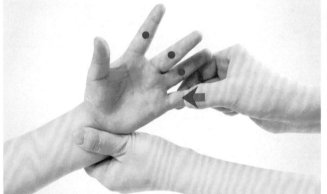

手法 掐　力度 轻

❷ 掐四横纹： 拇指指甲掐掌面食指、中指、无名指、小指第一指间关节横纹处各5次。

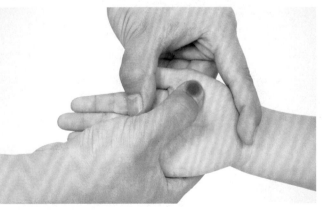

手法 揉　力度 轻

❸ 揉板门： 用拇指指端揉大鱼际平面中点100~200次。

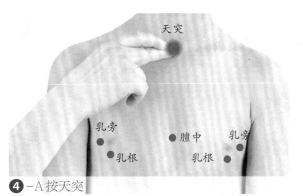

④ -A 按天突

④ -B 揉膻中　　④ -C 搓胁肋

手法	力度
按揉搓	轻

❹ 按天突100~200次；揉膻中、乳根、乳旁各100~200次。搓胁肋：令小儿两手抬起，或放于头上，操作者以两手掌从患儿两胁腋下搓摩至天枢处50~100次。

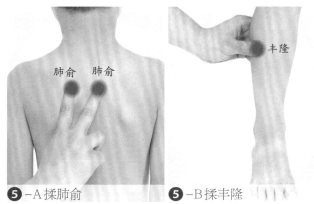

⑤ -A 揉肺俞　　⑤ -B 揉丰隆

手法	力度
揉	轻

❺ 揉肺俞、丰隆：用食、中二指揉肺俞，拇指揉丰隆，各100~200次。

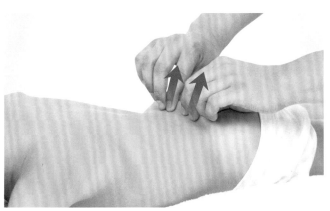

手法	力度
捏	轻

❻ 捏脊：自下而上捏3遍，捏第4遍时每捏3下再将背脊皮提1下。

对症加减方

若咳嗽喘息，喉间痰吼哮鸣，咳痰黄稠，胸膈满闷，身热面赤，口干咽红，尿黄便秘，加清肺经、清大肠、退六腑、推膻中、分推肩胛骨、推脊各100~200次。

若面色苍白、形寒肢冷，动则喘促咳嗽、气短心悸、脚软无力、大便溏泄，加补脾经、补肺经、补肾经各100~200次，摩腹、摩丹田各3分钟，擦肾俞1分钟至透热。

哮喘不仅在发作期要抓紧治疗，缓解期亦当积极防治，以免迁延难治。平日起居有常，寒温调适，防止感冒。饮食宜清淡，忌食海鲜。

按摩顺序

补脾经

↓

补肺经

↓

补肾经

↓

推三关

↓

揉、擦膻中

↓

摩腹、摩丹田

↓

揉、擦肺俞

↓

按揉足三里

↓

擦肾俞

↓

捏脊

> **！ 小偏方**
>
> 大枣30克，粳米100克，加适量水、红糖共熬成粥食用。适用于3岁以上小儿。

14. 过敏

过敏多表现为皮肤速发疹团、此起彼伏，瘙痒难忍，或鼻塞、流清涕、喷嚏频作，或喉痒咳嗽等病症。中医认为过敏性疾病是以风邪为主侵袭人体肌表，影响脏腑气血运行和津液代谢。推拿治疗以补肺健脾、培元固本为原则。

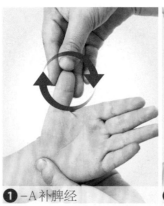 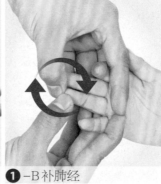

❶-A 补脾经　　❶-B 补肺经

手法 旋推　力度 轻

❶ 补脾经、补肺经：旋推拇指螺纹面100~200次；旋推无名指螺纹面100~200次。

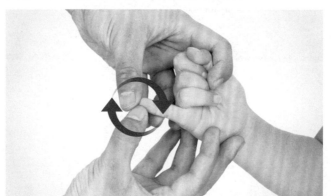

手法 旋推　力度 轻

❷ 补肾经：旋推小指螺纹面100~200次。

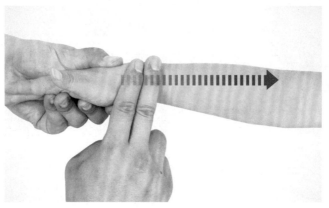

手法 直推　力度 轻

❸ 推三关：用拇指指面或食、中指二指面自腕向肘推100~200次。

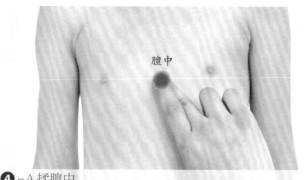

4-A 揉膻中

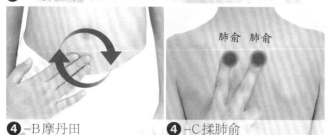

4-B 摩丹田　　**4-C 揉肺俞**

手法 揉擦摩　力度 轻

❹揉、擦膻中：膻中位于胸骨上两乳连线的中点，用中指指端揉100~200次，后施以擦法约1分钟；摩腹3分钟；摩丹田3分钟；揉、擦肺俞：用两拇指揉或食、中二指揉肺俞100~200次，后施以擦法约1分钟。

对症加减方

若是以皮肤及黏膜病变为主的过敏性疾病，加揉百会、曲池、大椎、血海各1分钟。

若为过敏性鼻炎，加揉百会、印堂、山根（鼻根处）、迎香各1分钟。

若为支气管哮喘、咳嗽变异型哮喘，可参考前面咳嗽、哮喘的治疗方法。

手法 按揉　力度 轻

❺按揉足三里：用拇指指端按揉足三里100~200次。站位弯腰，同侧手虎口围住髌骨上外缘，余四指向下，中指指尖处即是足三里。

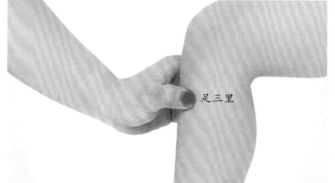

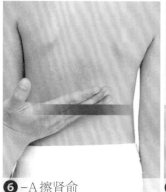 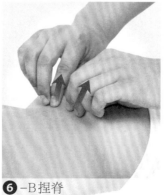

6-A 擦肾俞　　**6-B 捏脊**

手法 擦捏　力度 中

❻擦肾俞、捏脊：擦肾俞（肚脐水平线与脊柱相交椎体处，下缘旁开2横指处即是）约1分钟；自下而上捏脊3遍，捏第4遍时每捏3下再将背脊皮提1下。

湿疹、皮炎患儿忌用热水或沐浴液或肥皂擦洗皮肤患处。结痂厚时，先用麻油湿润，再轻轻摩擦患部指去结痂。不宜穿毛织、化纤衣服。避免强烈日光照射。

按摩顺序

补脾经
↓
补肾经
↓
揉二人上马
↓
推三关
↓
揉膻中
↓
摩腹
↓
摩丹田
↓
揉脾俞
↓
揉肾俞
↓
按揉足三里
↓
捏脊

15. 不长个

小儿自出生到长大成人，始终处于生长发育的动态过程中，若小儿胎禀不足、肾气虚弱，会产生骨软无力、身高增长发育迟缓等。所以小儿不长个，需要重视调理脾胃功能。推拿以健脾和胃、补肾壮骨为治疗原则。

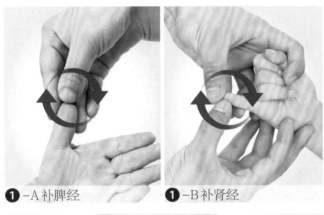

①-A 补脾经　　　　①-B 补肾经

手法	力度
旋推	轻

❶补脾经、补肾经：旋推拇指螺纹面100~200次；旋推小指螺纹面100~200次。

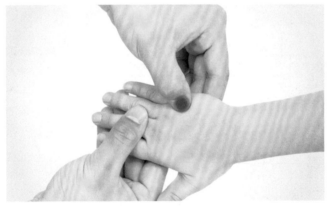

手法	力度
揉	轻

❷揉二人上马：用拇指指端揉手背无名指及小指掌指关节后凹陷中100~200次。

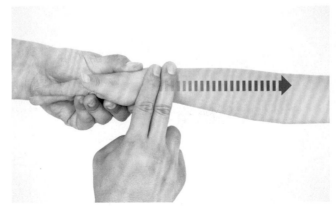

手法	力度
直推	轻

❸推三关：用拇指指面或食、中二指指面自腕向肘推100~200次。

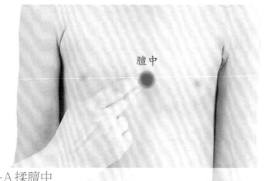

❹-A 揉膻中

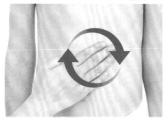

❹-B 摩腹

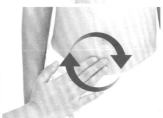

❹-C 摩丹田

手法	力度
揉 摩	轻

❹揉膻中、摩腹、摩丹田：膻中位于胸骨上两乳头连线的中点，用中指端揉100~200次；摩腹3分钟；摩丹田3分钟。

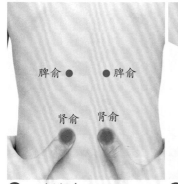

❺-A 揉肾俞

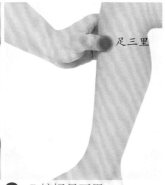

❺-B 按揉足三里

手法	力度
揉 按	轻

❺揉脾俞、揉肾俞、按揉足三里：揉脾俞、揉肾俞各100~200次；用拇指端按揉足三里100~200次。

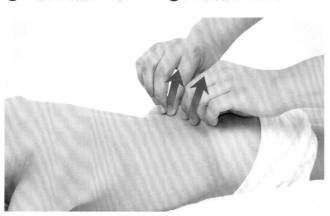

手法	力度
捏	轻

❻捏脊：自下而上捏3遍，捏第4遍时每捏3下再将背脊皮提1下。

培养小儿良好的饮食习惯，防止偏食挑食，尽量不吃或少吃零食，以免饮食单调，营养不足。保证小儿充足睡眠，经常参加户外活动，以增强体质，增加食欲，提高消化能力。

经常参加体育活动，能促进血液循环，加速新陈代谢，使骨骼组织供血增加。营养增强再加上运动时摩擦，能使骨骼生长发育旺盛。另外，室外运动晒太阳，能促进体内维生素D的生成，有利于钙的吸收，促进长高。

按摩顺序

补脾经、清胃经

⬇

揉板门

⬇

运内八卦

⬇

补肾经

⬇

揉中脘、推中脘

⬇

摩腹、揉脐

⬇

揉天枢

⬇

按揉足三里

⬇

捏脊

> **！ 小偏方**
>
> 柠檬2片，生姜、白糖各适量。柠檬、生姜洗净切块，加水榨汁，调入白糖即可。适用于3岁以上小儿。

16. 伤食呕吐

由于小儿本身就脾常不足，加上生理方面没有发育完全，胃腑小而脆弱，无法消化或承载大量食物，从而导致胃腑不能受纳，脾失运化，发为呕吐。推拿治疗的原则主要是消食导滞、降逆止呕。

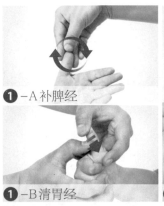

❶-A 补脾经

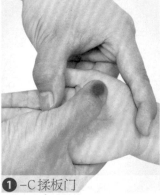

❶-B 清胃经　❶-C 揉板门

手法	力度
旋推 直推 揉	轻

❶补脾经、清胃经、揉板门：旋推拇指螺纹面100~300次；在拇指掌面近掌端第一节，向指根方向直推100~300次；板门位于手掌大鱼际中央（点）及整个平面，用指端揉100~300次。

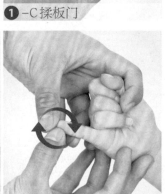

❷-A 运内八卦　❷-B 补肾经

手法	力度
运 旋推	中

❷运内八卦、补肾经：用拇指面在掌心周围（通常以内劳宫为圆心，以内劳宫至中指根的2/3为半径作圆）运100~300次；旋推小指螺纹面100~300次。

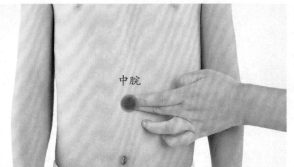

中脘

手法	力度
揉 直推	中

❸揉中脘100~300次、推中脘100次。中脘在腹部，前正中线上，脐中上5横指。

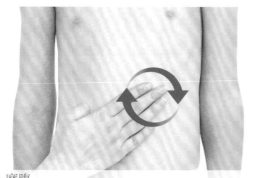

4 -A 摩腹

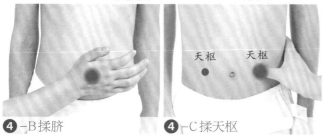

天枢　天枢

4 -B 揉脐　　　　　**4** -C 揉天枢

手法 **摩 揉**　力度 **轻**

❹摩腹、揉脐、揉天枢：顺时针摩腹3分钟；揉脐100~300次；揉天枢100~300次。

小儿饮食宜清淡、营养均衡，不进食寒凉、油腻、辛辣等食物。吃饭时要细嚼慢咽。饭前便后要洗手，注意卫生。

在小儿呕吐的推拿治疗过程中，必须进一步查明病因，如果呕吐呈喷射状，量多，伴见发热、抽搐或惊厥等情况，应该考虑流行性乙型脑炎、流行性脑脊髓膜炎等急性传染病的发生。

足三里　　　　●足三里

手法 **按揉**　力度 **轻**

❺按揉足三里：用拇指指端按揉足三里100~300次。站位弯腰，同侧手虎口围住髌骨上外缘，余四指向下，中指指尖处即是足三里。

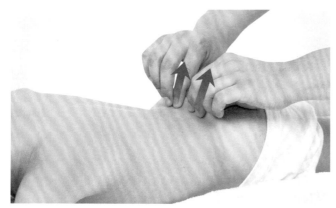

手法 **捏**　力度 **轻**

❻捏脊：自下而上捏3遍，捏第4遍时每捏3下再将背脊皮提1下。

按摩顺序

补脾经
⬇
清心经
⬇
清肝经
⬇
补肾经
⬇
揉肾顶
⬇
揉二人上马
⬇
揉迎香
⬇
揉鼻通
⬇
捏脊

17. 流鼻血

　　小儿流鼻血可能是环境干燥或其他疾病导致。中医认为小儿流鼻血是由于心肝火旺、气阴两虚引起血热妄行、鼻黏膜脉络受损所致。推拿治疗的原则是平肝清心、凉血止血。如果小儿频繁或周期性出血，则应及时去医院检查。

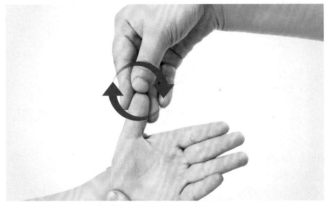

 手法 旋推　力度 轻

❶补脾经：旋推拇指螺纹面100~300次。

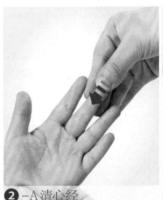
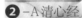
❷-A清心经

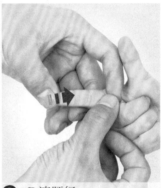
❷-B清肝经

手法 直推　力度 轻

❷清心经、清肝经：在中指螺纹面向指根方向直推100~300次；在食指螺纹面向指根方向直推100~300次。

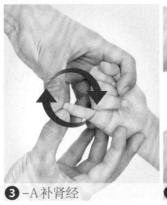
❸-A补肾经

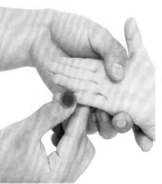
❸-B揉肾顶

手法 旋推 揉　力度 轻

❸补肾经、揉肾顶：旋推小指螺纹面100~300次；以拇指指端按揉小指顶端100~300次。

> **！ 小偏方**
>
> 　　鲜藕300克，白糖适量。鲜藕磨烂挤汁50~100毫升。每次取50毫升，用白糖调匀，炖后服用。适用于2岁以上小儿。

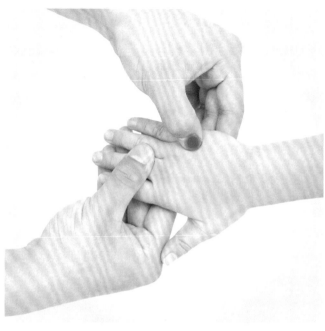

手法	力度
揉	轻

❹揉二人上马：用拇指指端揉手背无名指及小指掌指关节后凹陷中100~300次。

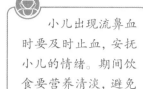

小儿出现流鼻血时要及时止血，安抚小儿的情绪。期间饮食要营养清淡，避免辛辣、油腻等食物。

孩子鼻出血时，家长要鼓励孩子镇静，可以减缓出血。不要让孩子躺下，应直立端坐，不要口吞血液。用拇、食二指将鼻前部捏紧，压迫鼻中隔前下部10~15分钟。同时可以用冷水毛巾冷敷前额和后颈部，使血管收缩减缓出血。如长期反复出血或出血量过多不能有效止血，需及时到医院诊治。

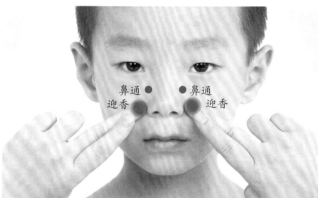

迎香　鼻通　鼻通　迎香

手法	力度
揉	轻

❺揉迎香、鼻通：揉迎香100~300次，揉鼻通（在面部，鼻唇沟上端尽处）100~300次。

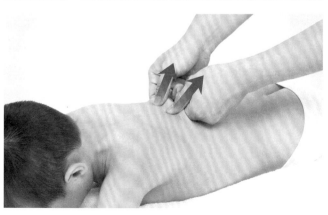

手法	力度
捏	轻

❻捏脊：自下而上捏3遍，捏第4遍时每捏3下再将背脊皮提1下。

按摩顺序

补脾经、清肝经

⬇

清心经、补肾经

⬇

揉二人上马

⬇

揉小天心、百会、四神聪

⬇

摩腹

⬇

按揉足三里

⬇

捏脊

18. 小儿多动

　　小儿多动的主要原因是先天禀赋不足（如早产、难产），或后天护养不当，所以表现为躁动不安。主要症状为注意力涣散，活动量过多，情绪控制不住，易大喊大叫，手舞足蹈，学习困难等。推拿治疗的原则是滋养肝肾、补益心神。

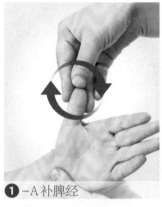
❶-A 补脾经

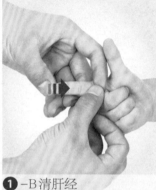
❶-B 清肝经

手法		力度
旋推	直推	轻

❶ 补脾经、清肝经：旋推拇指螺纹面100~300次；在食指螺纹面向指根方向直推100~300次。

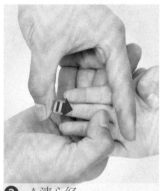
❷-A 清心经

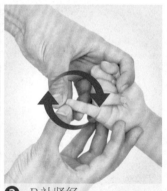
❷-B 补肾经

手法		力度
直推	旋推	轻

❷ 清心经、补肾经：在中指螺纹面向指根方向直推100~300次；旋推小指螺纹面100~300次。

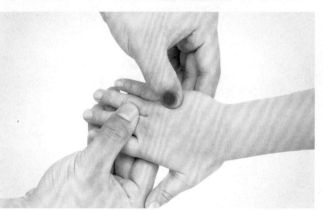

手法	力度
揉	轻

❸ 揉二人上马：用拇指指端揉手背无名指及小指掌指关节后陷中100~300次。

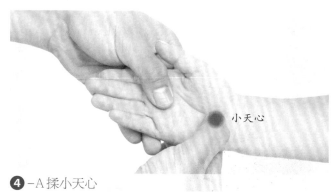

④-A 揉小天心

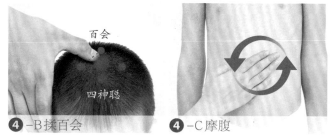

百会

四神聪

④-B 揉百会　　④-C 摩腹

手法	力度
揉 摩	轻

❹ 揉小天心、百会、四神聪，摩腹：揉手掌大小鱼际交接处凹陷中100~300次；用拇指按揉头顶百会及四神聪（在百会前后左右各1寸处，共4穴）各100~300次；逆时针摩腹3分钟。

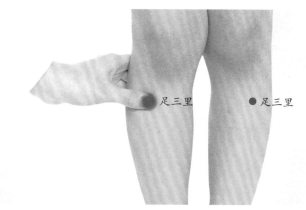

足三里　　●足三里

手法	力度
按揉	轻

❺ 按揉足三里：用拇指指端按揉100~300次。站位弯腰，同侧手虎口围住髌骨上外缘，余四指向下，中指指尖处即是足三里。

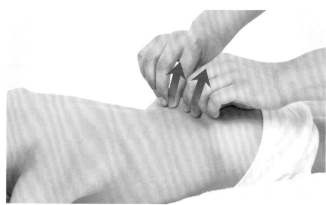

手法	力度
捏	轻

❻ 捏脊：自下而上捏3遍，捏第4遍时每捏3下再将背脊皮提1下。

　　小儿多动的治疗，与教育、行为上的指导相结合更为有效。学校、家长对患儿的态度要耐心、关爱，多予以启发和鼓励，而不应在精神上施加压力，更不能责骂或体罚。在生活上帮助他们适应规律的生活制度，培养良好习惯，不断增强信心。

按摩顺序

开天门、推坎宫

揉太阳、揉耳后高骨

清肝经

清心经、推三关、清天河水

推天柱骨

揉百会、四神聪

捏脊

19.高热惊厥

由于小儿体质虚弱，不能抵抗外邪，加上不知道冷暖，家长护养不当，导致风寒侵入机体，体表温度上升。当体温升到40℃以上时，则会引起神经方面的表现，如抽动、神志不清等。推拿治疗的原则是清热解表、平肝潜阳。

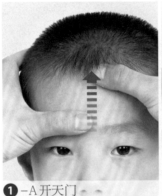

❶-A 开天门

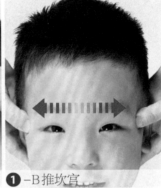

❶-B 推坎宫

手法		力度
直推	分推	轻

❶开天门、推坎宫：从眉心至前发际，用两拇指自下而上交替直推100~300次；两拇指自眉头向眉梢分推100~300次。

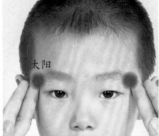

太阳

❷-A 揉太阳

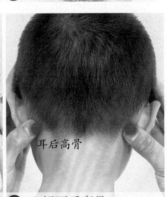

耳后高骨

❷-B 揉耳后高骨

手法	力度
揉	轻

❷揉太阳、耳后高骨：各揉100~300次。

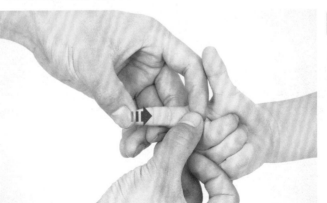

手法	力度
直推	轻

❸清肝经：在食指螺纹面向指根方向直推100~300次。

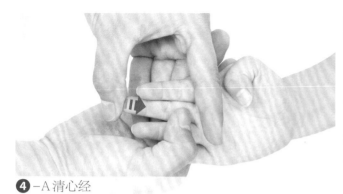

手法 直推　**力度** 轻

❹ 清心经、推三关、清天河水：在中指螺纹面向指根方向直推100~300次；用拇指指面或食、中二指指面自腕向肘推100~300次；用食、中二指指面自腕向肘推100~300次。

❹-A 清心经

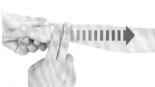
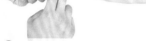

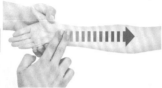

❹-B 推三关　　❹-C 清天河水

手法 直推　**力度** 轻

❺ 推天柱骨：天柱骨在项后入发际1寸处至第七颈椎，用拇指或食、中二指指自上向下直推，推100~300次。

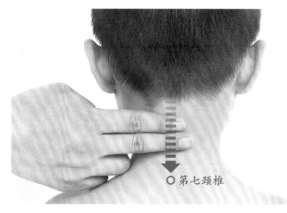

○ 第七颈椎

手法 揉 捏　**力度** 轻

❻ 揉百会、四神聪：用拇指揉头顶百会及四神聪各100~300次。捏脊：自下而上捏3遍，捏第4遍时每捏3下再将背脊皮提一下。

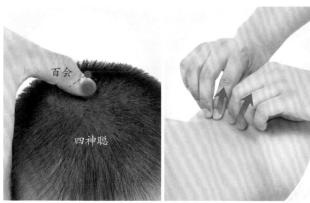

百会

四神聪

可配合物理降温，以冷水敷额头。适宜给予糖盐水补充因高热流失的水分。注意饮食清淡，忌牛羊肉、海鲜等发物。

由于高热惊厥常见于体质较差的小儿，因而平日要加强体质锻炼，增强机体免疫力；注意及时增减衣服，预防上呼吸道感染；常备退热药，观察测量体温，一旦达38℃即口服退热药物，以防高热引起抽搐；密切观察病情，防止复发。

按摩顺序

按揉眼部穴位

↓

推坎宫

↓

抹眼眶

↓

按揉养老、太冲、太溪

↓

捏脊、颈椎拔伸法

20. 孩子近视

　　近视眼是指远视力不好，近视力正常。学龄儿童时期，由于阅读、写字时距离目标太近，或坐位姿势不好，光线过强或过弱，过度疲劳地使用目力等原因均会引起近视。推拿治疗的原则是调和气血、疏通脉络。

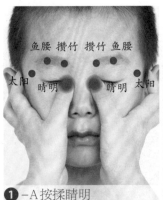
❶-A 按揉睛明

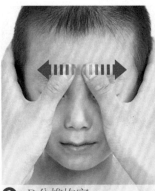
❶-B 分推坎宫

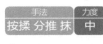
| 手法 | 力度 |
| 按揉 分推 抹 | 中 |

❶ 按揉睛明、攒竹、鱼腰、太阳、四白（瞳孔直下，眶下孔凹陷中）、翳风（将耳垂下压，所覆盖范围的凹陷处）、风池（见60页）各1分钟。推坎宫、抹眼眶各1分钟。

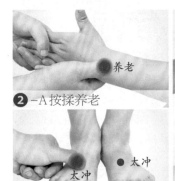
❷-A 按揉养老

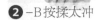
❷-B 按揉太冲

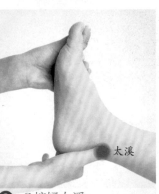
❷-C 按揉太溪

| 手法 | 力度 |
| 按揉 | 轻 |

❷ 按揉养老、太冲、太溪各1分钟。

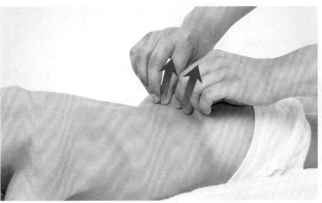

| 手法 | 力度 |
| 捏 拔伸 | 轻 |

❸ 捏脊、颈椎拔伸法（见32页）：自下而上捏3遍，捏第4遍时每捏3下再将背脊皮提1下；用一手拇、食指托住小儿枕部，一手肘弯部托住其下巴，两手同时逐渐用力向上拔伸。

！小偏方

　　从中医方面来讲，可以多吃些健脾养胃和补益气血的食物，如龙眼肉、山药、胡萝卜、红薯、芋头、菠菜、小米、玉米等。

21.小儿夜啼

　　夜啼是指小儿每到夜间间歇啼哭或持续不已，甚至通宵达旦。俗称"夜哭郎"，多由脾寒、心热、惊吓、食积等引起。推拿以安神宁志为治疗原则。

按摩顺序

按揉百会

↓

清心经

↓

清肝经

↓

揉小天心

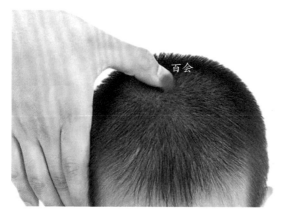

手法	力度
按揉	轻

❶按揉百会：用拇指按揉头顶百会100~200次。

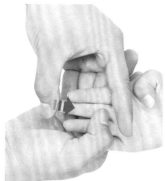 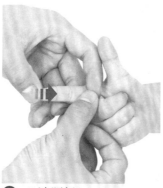

❷-A清心经　　　　❷-B清肝经

手法	力度
直推	轻

❷清心经、清肝经：在中指螺纹面向指根方向直推100~300次；在食指螺纹面向指根方向直推100~300次。

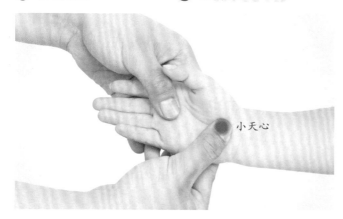

手法	力度
揉	轻

❸揉小天心：大、小鱼际交接处的凹陷即为小天心，揉100~200次。

＋ 对症加减方

　　若面色发白或青、神怯困倦，或伴腹泻，痛时曲腹，喜手按其腹，遇温则止，加补脾经、揉外劳宫、推三关各100~200次，摩腹3分钟，按揉脾俞、足三里各100~200次。

　　小儿气弱，避免异声异物，以防惊恐。注意饮食有节，防止过饱伤脾。

按摩顺序

按揉百会

↓

摩丹田

↓

揉肾俞

↓

揉龟尾

↓

按揉八髎

↓

按揉三阴交

22. 尿床

　　尿床是指3岁以上的小儿在睡眠中不知不觉地将小便尿在床上，又称"遗尿"。小儿总尿床，多为先天肾气不足、下元虚冷所致，或者由于各种疾病引起脾肺虚损、气虚下陷而出现遗尿。推拿以温肾固涩为治疗原则。

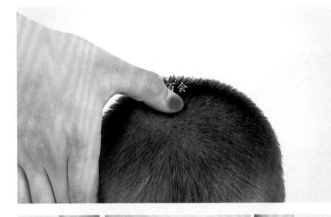

手法	力度
按揉	轻

❶按揉百会：用拇指按揉头顶百会100~200次。

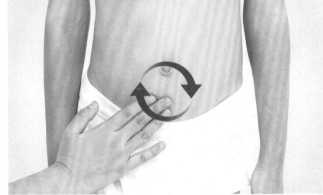

手法	力度
摩	轻

❷摩丹田：摩动时指面要紧贴丹田，压力要均匀，动作要轻柔。

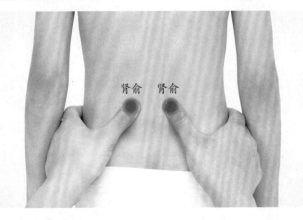

手法	力度
揉	轻

❸揉肾俞：揉100~200次。肾俞在肚脐水平线与脊柱相交椎体处，下缘旁开2横指处。

> **！ 小偏方**
>
> 　　将韭菜子研成细粉，和入面粉，加水揉面制成面饼，蒸熟即可食用。适用于3岁以上小儿。

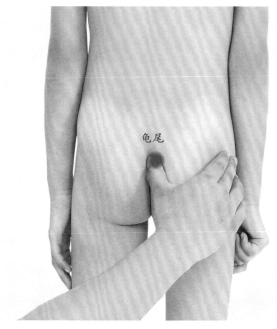

龟尾

手法	力度
揉	轻

❹ 揉龟尾：用拇指指端
或中指指端揉尾椎骨端
100~200次。

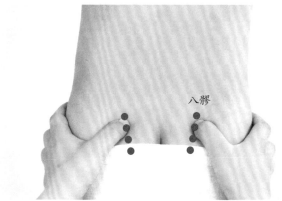

八髎

手法	力度
按揉	轻

❺ 按揉八髎：按揉八髎3
分钟。八髎在第1、2、3、4
骶后孔中，分别为上髎、次
髎、中髎、下髎。

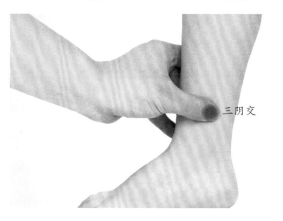

三阴交

手法	力度
按揉	轻

❻ 按揉三阴交：拇指按揉
100~200次。

对症加减方

肾气不足表现
为睡眠中经常遗尿，
多则一夜数次，醒后
方觉，面色无华，精
神萎靡，智力欠佳，
腰酸腿软，小便清
长。肾气不足者加
补肾经3分钟、推三
关3分钟、擦命门1
分钟。

肝经湿热表现
为遗尿尿量不多，
但尿味腥臊，尿色
较黄；平时性情急
躁，或夜间梦语磨
牙，口角糜烂。肝
经湿热者加清肝经、
清小肠、退六腑各
100~200次。

注意培养小儿按
时排尿的习惯。睡前
尽量少饮水和其他流
质。白天和睡前不要
使其过度兴奋。

按摩顺序

补脾经

清心经

清胃经

清肝经

揉二人上马

清天河水

摩腹、拿风池

按揉牙关、下关、血海、
足三里、阳陵泉、照海、太冲

! 小偏方

　　磨牙宝宝应吃易消化的食物，不偏食、不挑食，晚餐不宜过饱，还要适当补充维生素和微量元素。

23. 睡觉磨牙

　　牙齿咬合障碍、营养不良、过敏体质、精神紧张或者睡觉姿势不当，都可能造成小儿睡觉磨牙。中医认为该症状多由心胃火盛或气血亏虚，风邪客于牙床筋脉之间所致。推拿以清心火、泻胃热、养血祛风为治疗原则。

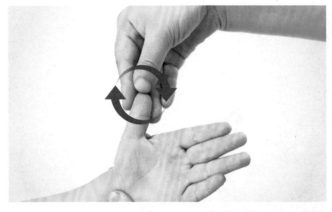

❶补脾经：旋推拇指螺纹面100~200次。

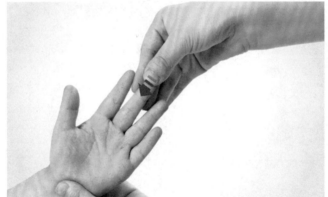

手法	力度
直推	轻

❷清心经：在中指螺纹面向指根方向直推100~200次。

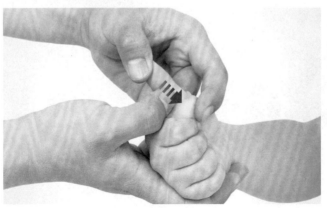

手法	力度
直推	轻

❸清胃经：胃经在拇指掌面近掌端第一节，向指根方向直推100~200次。

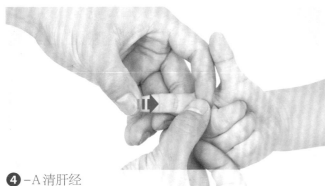

手法	力度
直推 揉	轻

❹清肝经、揉二人上马、清天河水：在食指螺纹面向指根方向直推100~200次；用拇指指端揉手背无名指及小指掌指关节后凹陷中100~200次；用食、中二指指面自腕向肘推100~200次。

❹-A清肝经

❹-B揉二人上马　　❹-C清天河水

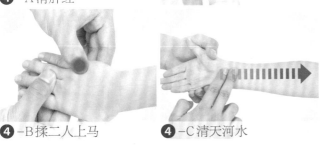

手法	力度
摩 拿	轻

❺摩腹、拿风池：摩腹3分钟；拿风池（正坐，后头骨下两条大筋外缘陷窝中，与耳垂齐平处即是）5~10次。

风池　　风池

❺-A摩腹　　❺-B拿风池

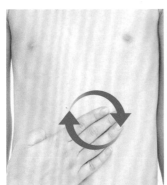

手法	力度
按揉	中

❻按揉牙关、下关、血海、足三里、阳陵泉、照海、太冲各1分钟。

血海　血海
阳陵泉　　阳陵泉
下关　　　足三里
牙关
足三里

照海

太冲　太冲

❻-A按揉牙关

❻-B按揉照海　　❻-C按揉足三里

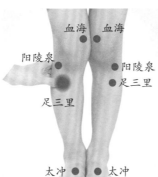
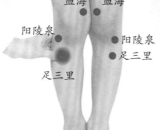
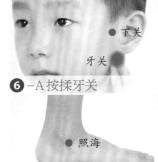

纠正小儿睡觉姿势，调整枕头高度。在乳牙期、混合牙列期，父母要定期带孩子到医院做口腔检查，及早发现颌关节功能紊乱综合征、乳牙早失、龋齿造成的单侧咀嚼不良现象，防止夜间磨牙的发生。还要定期为儿童驱除肠道寄生虫。

磨牙基本上都是由某种疾病引起的，有些孩子因磨牙时间较长，虽经相应的治疗，但因大脑皮层已形成牢固的条件反射，因此夜间的磨牙动作不会立即消失，特别是胃肠病虽有好转，但胃肠功能紊乱依然存在，所以磨牙动作不能在短时间内纠正过来，必须坚持较长时间的治疗才能好转。

按摩顺序

补脾经

↓

补肺经

↓

补肾经

↓

清心经

↓

揉肾顶

↓

揉二人上马

↓

按揉足三里

↓

揉肺俞

↓

揉肾俞

↓

揉太溪

↓

捏脊

24. 睡觉爱出汗

　　如果小儿睡觉时因添加棉被过多、室温过高、睡前喂食等导致出汗，皆为正常现象。但如果小儿在安静状态下入睡出现出汗过多，又没有其他伴随症状，则属于中医的盗汗范围。推拿治疗以益气养阴、补气健脾为主。

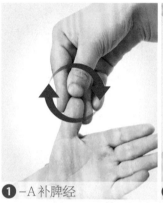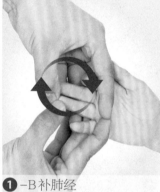

❶-A 补脾经　❶-B 补肺经

❶补脾经、补肺经：旋推拇指螺纹面100~300次；旋推无名指螺纹面100~300次。

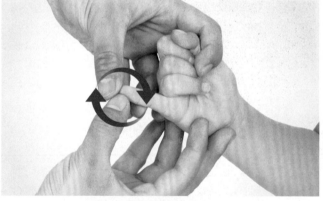

❷补肾经：旋推小指螺纹面100~300次。

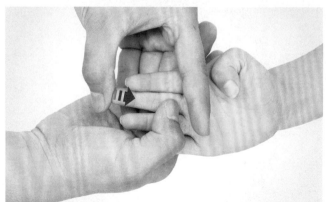

❸清心经：在中指螺纹面向指根方向直推100~300次。

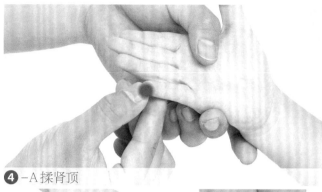

④-A 揉肾顶

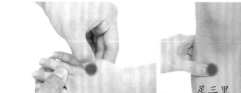

④-B 揉二人上马

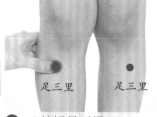

足三里   足三里

④-C 按揉足三里

手法	力度
揉按	轻

④ 揉肾顶、揉二人上马、按揉足三里：以中指或拇指指端按揉小指顶端100~300次；用拇指指端揉手背无名指及小指掌指关节后凹陷中100~300次；用拇指指端按揉足三里100~300次。

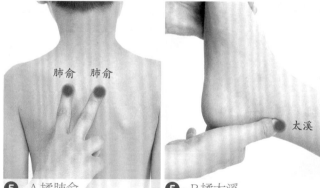

肺俞   肺俞

⑤-A 揉肺俞

太溪

⑤-B 揉太溪

手法	力度
揉	轻

⑤ 揉肺俞、揉肾俞、揉太溪：揉肺俞100~300次；揉肾俞（肚脐水平线与后正中线相交处的椎体下缘旁开2横指处）100~300次；揉太溪100~300次。

手法	力度
捏	轻

⑥ 捏脊：自下而上捏3遍，捏第4遍时每捏3下再将背脊皮提1下。

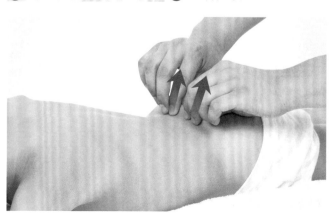

平时要注意避免受凉或者吹冷风。出汗过多的小儿要及时补充水分和富有营养的食物。

父母需要及时给宝宝补充水分，最好喂淡盐水，以维持体内电解质平衡，避免脱水而导致虚脱。父母还应及时给出汗的宝宝擦干身体。有条件的家庭，应给宝宝擦浴或洗澡，及时更换内衣、内裤。

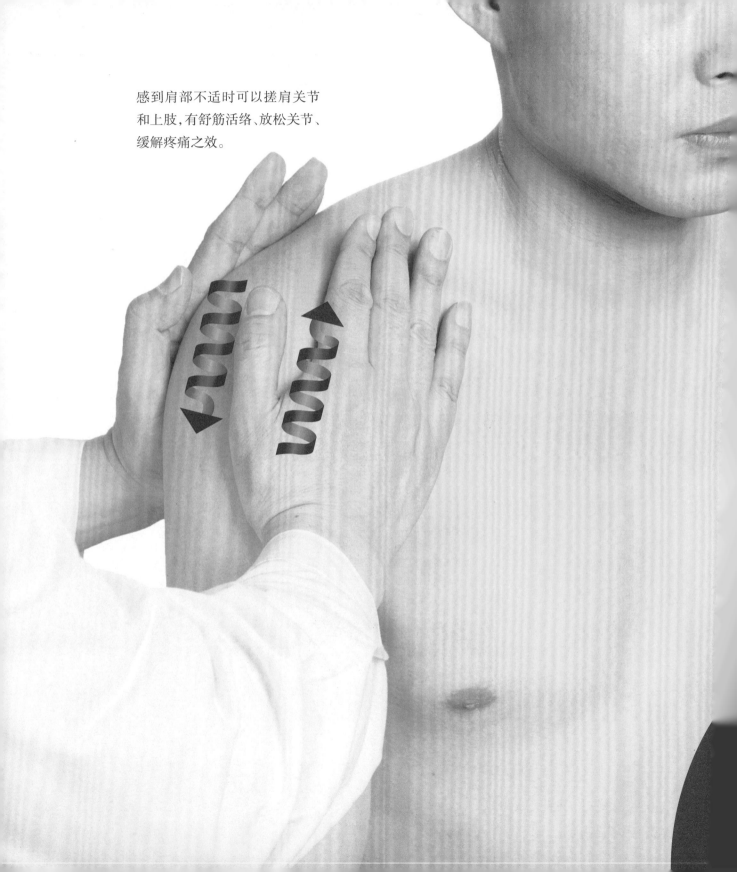

感到肩部不适时可以搓肩关节
和上肢,有舒筋活络、放松关节、
缓解疼痛之效。

第三章

推推按按
百病消

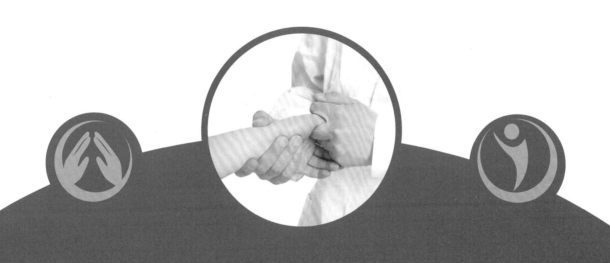

颈肩腰腿，哪疼按哪，每天坚持几分钟，调理慢性病有良效。针对不同常见病，详细介绍推拿手法，专业医师示范，跟着按摩顺序来，连贯动作清晰图解，就算没有任何经验，你也能轻松找到穴位，与自己的身体顺畅沟通。

按摩顺序

擦颈、肩部

↓

按揉风府、风池、天宗

↓

拿风池

↓

按揉曲池、合谷、手三里

↓

搓肩关节

↓

抖上肢

↓

拔伸指关节

↓

摇颈部

↓

颈部拔伸

> **! 小偏方**
>
> 通草300克，菊花200克，白芷、红花、佩兰、川芎、厚朴各100克，桂枝60克，石菖蒲80克。将以上中草药混合并使其软硬适度，制成中间低、两边高的元宝形"药枕"，可预防及治疗颈椎病。

颈肩腰腿，哪疼按哪

1. 颈椎病

中医认为人体气血紊乱，湿、痰、瘀等积聚导致经络不通、筋骨不利引发颈椎病。推拿以疏通经络、活血化瘀为治疗原则。

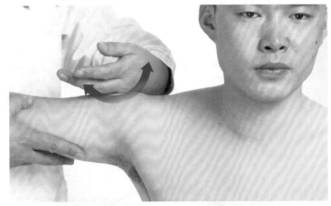

手法	力度
擦	中

❶患者坐位，操作者在其后用擦法或指推其肩部1分钟，颈部放松。

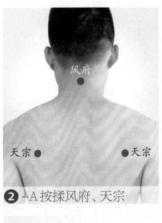

❷-A 按揉风府、天宗

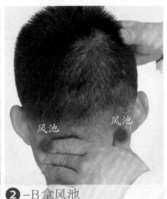

❷-B 拿风池

手法	力度
按揉 拿	中

❷按揉风府、风池、天宗各1分钟；用拇指和食指拿风池1分钟左右。

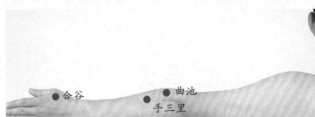

手法	力度
按揉	中

❸按揉曲池、合谷、手三里，每穴1分钟。

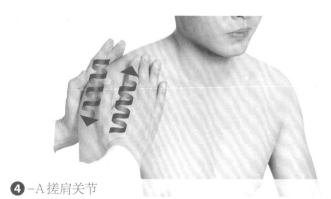

④-A 搓肩关节

手法 搓 抖 拔伸 **力度** 中

❹搓肩关节，抖上肢，拔伸指关节，各1分钟。

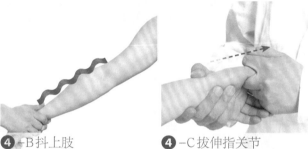

④-B 抖上肢　　④-C 拔伸指关节

手法 摇 **力度** 中

❺摇颈部：患者取坐位，颈项部放松，操作者站于其背后或侧方，用一手扶住其头顶稍后部，另一手托住下巴，双手相反方向用力，使头部向左或向右缓缓转动。

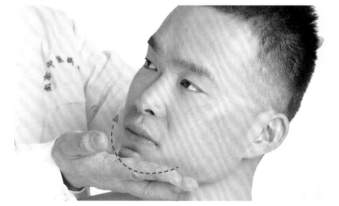

手法 拔伸 **力度** 中

❻颈部拔伸法：颈部放松，操作者站于其头顶部，一手托其枕部（后脑勺），另一手手肘托住其下颏部，然后两手同时运动，向上牵拉颈部。

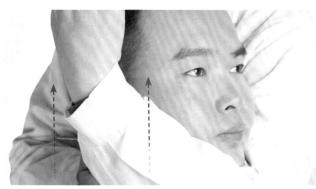

➕ 对症加减方

有向上肢传导的放射痛，加颈部压点痛的按揉弹拨，颈部旋转扳法或定位扳、侧扳，低重量、较长时间的颈椎牵引。

下肢沉重无力，如"脚下踩棉花"，加低重量长时间的颈椎牵引（40~60分钟，3~5千克）。

眩晕，乏力嗜睡，可加头面部常规推拿操作，低重量较长时间颈椎牵引。

慢性头痛，加按揉双侧内关、心俞、三焦俞、膻中各1分钟。

按摩顺序

擦上肢

⬇

点揉天宗、秉风、肩髃、
曲池、合谷

⬇

拿肩井

⬇

一指禅推肱二头肌肌腱

⬇

弹拨结节间沟

⬇

摇、拔伸、扳、擦肩部

⬇

搓、抖上肢

! 小偏方

生姜、葱根、小茴香、花椒各适量。把生姜和葱根切碎捣成泥糊，小茴香和花椒研成碎末，然后将四味药混匀，置于铁锅内文火炒热，加白酒搅和，再装进纱布袋中敷于患处。温度以自己能耐受为度，上盖毛巾，再盖棉被，使药袋下发汗。

2. 肩周炎

　　肩周炎，中医又称漏肩风，主要是在正气不足、气血亏虚的情况下，睡卧露肩，汗出当风，感受寒湿造成的。推拿治疗以疏通经络、活血止痛为原则。

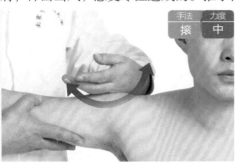

❶患者坐位，体弱或有严重其他系统病变者可仰卧位，用擦法或一指禅在患肩或上肢治疗，并配合患肢的外展运动。

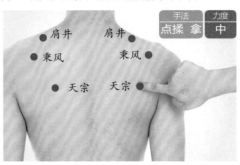

❷点揉天宗、秉风、肩髃、曲池、合谷各5~10次，拿肩井1分钟。

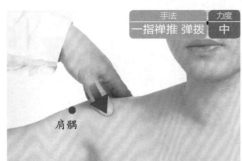

❸一指禅推法施术于肱二头肌长腱，并配合小幅度的外展活动。在结节间沟做轻柔而缓和的弹拨法。

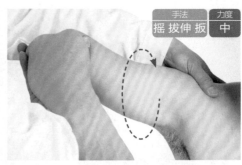

❹肩部摇法、拔伸法、扳法。先在肩部施以摇法，约1分钟。然后拔伸肩关节，再在肩部施以扳法。

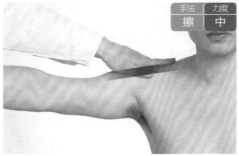

❺患者正坐，肩部放松，操作者立其右侧，施以肩部大鱼际擦法，以透热为度。

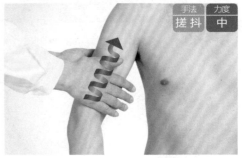

❻在上肢施以搓法，搓至皮肤潮红即可。再配合施以上肢抖法，约1分钟。

3. 腱鞘炎

急、慢性劳损或者慢性寒冷刺激导致腱鞘变性，会引起腱鞘炎。一般发病缓慢，也有因用力过度而突然发病者。推拿治疗以舒筋通络、活血化瘀为原则。

按揉前臂背侧至第一
掌骨背侧

一指禅推阳溪

擦桡骨茎突部

牵引腕关节

捻、搓、摇患指

擦第一掌骨背侧
到前臂

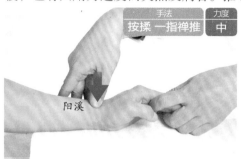

手法 按揉 一指禅推　力度 中

❶患者坐位，患者腕下垫枕，腕背朝上，沿前臂背侧至第一掌骨背侧用轻柔的按揉法，一指禅推阳溪。

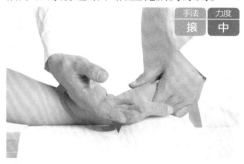

手法 擦　力度 中

❷擦法，重点在桡骨茎突部，同时配合腕部的尺偏活动（即手掌向小手指侧偏），幅度由小渐大。

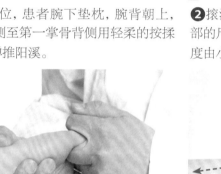

❸一手握患者腕部，拇指按于桡骨茎突部，另一手以食指、中指夹住患者拇指，两手对抗牵引，向小指侧屈曲，并屈伸腕关节。

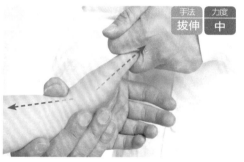

手法 拔伸　力度 中

❹一手以食指、中指夹持患肢拇指近侧节，另一手抓握患部，两手对抗牵引，同时做患腕的内收、外展。同时另一手弹拨患处。

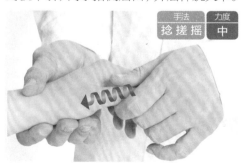

手法 捻搓摇　力度 中

❺先后在患指上施以捻法、搓法，再摇患指，约2分钟。

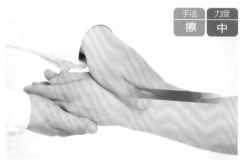

手法 擦　力度 中

❻从第一掌骨背侧到前臂用擦法，以透热为度，病程长者可加药敷、熏洗。

! 小偏方

取当归、大黄、桐皮、细辛、川乌、草乌、小茴香、地龙、羌活、独活、苍术、防己、樟脑、防风各10克，研为细末。用时取适量以75%酒精和湿用小块纱布包裹敷于患处。每日用酒精加湿1次，3日取下。

按摩顺序

擦腰部两侧膀胱经

⬇

按揉委中、阳陵泉、昆仑、
太溪、命门、大肠俞

⬇

横擦腰骶部

⬇

扳腰部

⬇

拍背部至骶部

⬇

擦膀胱经、督脉

4. 腰肌劳损

　　腰肌劳损主要表现为长期腰痛、反复发作。腰部压痛点不明显，酸痛在劳累后加剧，休息后减轻，并与气候变化有关。推拿治疗以舒筋活血、温经通络为原则。

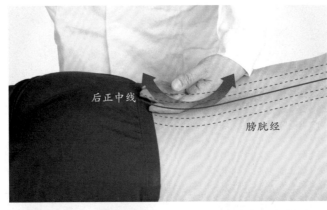

手法	力度
擦	重

❶患者俯卧，在腰部两侧沿膀胱经用较深沉的擦法治疗5~6遍。

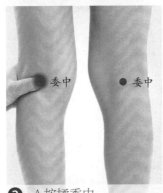

❷-A 按揉委中

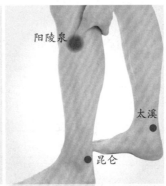

❷-B 按揉阳陵泉

手法	力度
按揉	中

❷按揉委中、阳陵泉、昆仑、太溪，每穴1分钟。

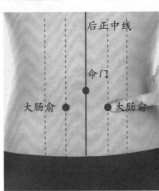

❸-A 按揉命门、大肠俞

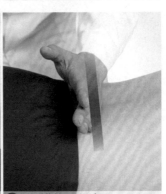

❸-B 横擦腰骶部

手法	力度
按揉 擦	重

❸按揉命门、大肠俞各1分钟。横擦腰骶部。

> **！ 小偏方**
>
> 　　取当归、防风、牛膝、桂枝、赤芍、羌活、五加皮各15克，将这些药物装入布袋中封口，用水煎煮，待温热后直接将布袋敷于患处。

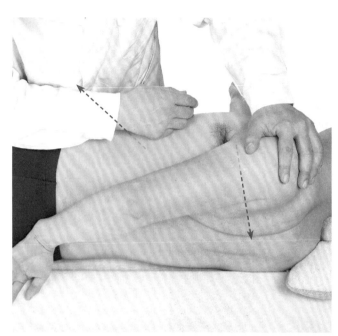

手法 斜扳　**力度** 中

❹ 患者侧卧位，操作者一手按其肩部，一手用肘部抵住臀部，双手协同用力，施以腰部斜扳法。

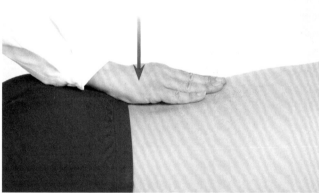

手法 拍击　**力度** 中

❺ 沿背部至骶部，用拍法或击法。操作者腕关节放松，用虚掌平衡而节奏地拍击背部。

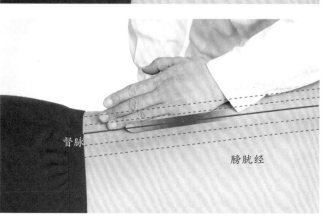

督脉　膀胱经

手法 擦　**力度** 中

❻ 直擦两侧膀胱经、中间督脉。操作者用小鱼际着力摩擦体表部位。

慢性腰肌劳损，急性发作时，各种症状显著加重，并可有肌痉挛、腰椎侧弯、下肢牵扯作痛等，腰部活动受限。在上述手法基础上，手法宜轻柔，先缓解肌肉痉挛，重用擦法，以透热为度，或拍法施于两侧骶棘肌至皮肤微红。

小偏方

黄芪250克，水煎取药液，趁热浸洗腰部，洗完后可将药液灌入桶内，放到冰箱留待下一次再用，一般可反复使用3~10次。

5. 腰椎间盘突出

在日常劳动中，由于负重和脊柱运动，椎间盘常受到各方面的挤压、牵拉和扭转作用，易发生萎缩、弹性减弱等改变。疼痛部位大多发生在臀、大腿后、小腿后外侧、足部。推拿原则是加强局部气血循环，解除或减轻对神经根的压迫。

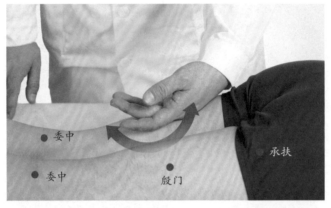

手法	力度
擦 按揉	轻

❶患者俯卧，在患侧腰臀及下肢用轻柔擦法、按揉法往返治疗约10分钟。

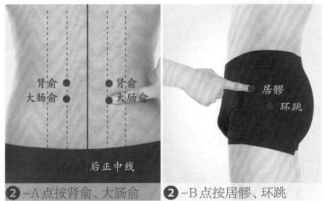

❷-A 点按肾俞、大肠俞　　❷-B 点按居髎、环跳

手法	力度
点按	中

❷点按肾俞、大肠俞、压痛点、居髎、环跳、承扶、殷门、委中、承山。

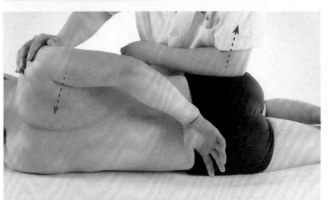

手法	力度
按压 扳	中

❸在下腰段疼痛部位做双掌重叠的按压法5~10次。侧卧位，做斜扳法；俯卧位，做下肢后伸扳法。

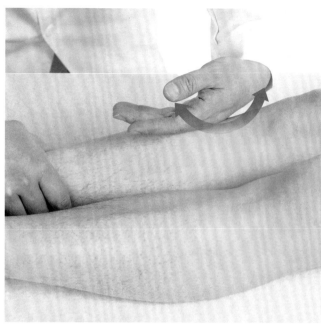

手法	力度
擦	中

❹仰卧位，在大腿前侧、外侧、小腿外侧、足背，依次由上而下往返采用擦法治疗3~5遍，并抬高患者大腿。

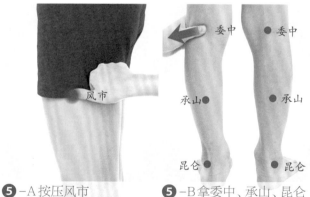

❺-A按压风市　❺-B拿委中、承山、昆仑

手法	力度
按压 拿	中

❺按压风市、阳陵泉(小腿外侧，腓骨小头前下方凹陷处)、解溪(在足背与小腿交界处的横纹中央凹陷中)，拿委中、承山、昆仑2~3次。

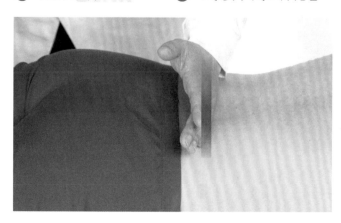

手法	力度
擦 一指禅推 擦	中

❻俯卧位，以压痛点为中心，施擦法、一指禅推法后，用擦法，以透热为度。

＋ 对症加减方

病情反复发作，患者体质虚弱，腰背酸痛，休息后减轻，劳累加重，全身乏力，精神萎靡者，在采用基本手法的基础上，延长擦法、一指禅推法在腰骶部操作的时间，摩腹，摩气海、关元，擦督脉，按揉弹拨腰阳关、肾俞、八髎，拿太溪、昆仑、三阴交。

有慢性腰腿痛病史，痛有定处，下肢麻木，遇阴雨天气及夜间疼痛加重，在采用基本手法的基础上，应以拔伸腰椎、下肢后伸、腰椎斜扳法为主，可选用背法、弹拨、点按压痛点和周围的腰部穴位。

按摩顺序

擦病变周围

一指禅推、揉、按、拿病变关节周围穴位

搓、捻、摇、擦病变关节

6. 关节炎

关节炎主要表现为关节的红、肿、热、痛、功能障碍及关节畸形，严重者导致关节残疾，影响患者生活质量。推拿治疗本病的原则是舒筋通络、活血止痛、滑利关节。一定要在早期治疗，以控制病情的发展，保护关节功能。

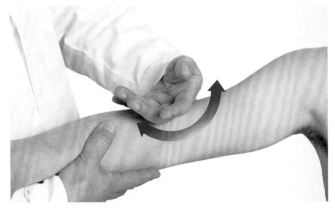

手法	力度
擦	中

❶在病变周围施以擦法，时间约8分钟，同时配合该关节的被动运动。

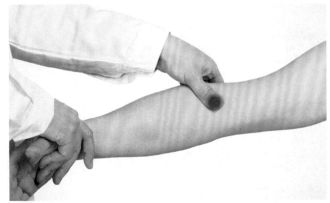

手法	力度
揉按拿	中

❷病变关节较小者则用一指禅推法或以指按揉，时间约8分钟；以指按病变关节周围穴位，时间约5分钟；病变关节施以拿法，时间约5分钟。

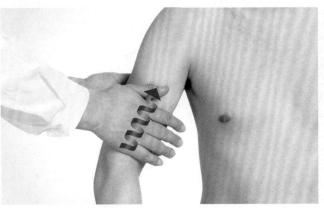

手法	力度
搓捻摇擦抖	中

❸病变关节较大者，施以搓法；病变关节较小者施以捻法，时间2分钟；病变关节活动受限者，施以摇法。擦病变关节周围，以透热为度；最后用抖法结束治疗。

> **！小偏方**
>
> 生姜60克，柳树根1000克。水煎，先熏后洗，每日1次。

7. 网球肘

网球肘常见于青壮年，尤其是劳动强度较大的青壮年工人，由于本病最早多见于网球运动员，故称"网球肘"。推拿治疗原则是舒筋通络、活血祛瘀。

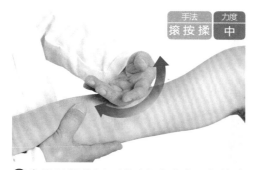

手法	力度
㨰 按 揉	中

❶先沿肘部外侧，以压痛点为主，向前臂用㨰、按、揉法。

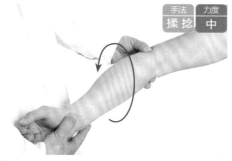

手法	力度
揉 捻	中

❷一手置肘部，拇指放于痛点；另一手置前臂下端，患者掌心向上，拇指揉捻局部，同时将前臂做由内向外的环转运动。

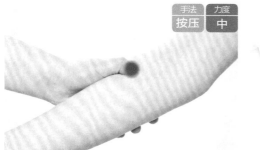

手法	力度
按压	中

❸伸直其肘部，用力按压痛点。

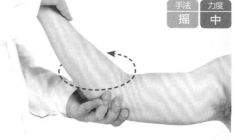

手法	力度
摇	中

❹将前臂旋前，同时屈肘、伸直，来回摇晃6~7次。

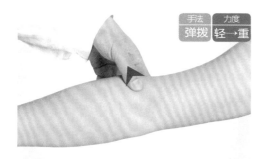

手法	力度
弹拨	轻→重

❺以痛点为中心，用拇指弹拨局部，由轻到重。

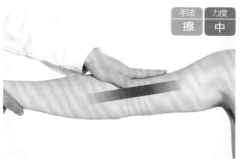

手法	力度
擦	中

❻患者上肢放松，操作者在肘部以痛点为中心，施行擦法。

按摩顺序

㨰、按、揉肘部外侧

↓

环转前臂

↓

按压痛点

↓

屈伸肘部

↓

弹拨、擦痛点

> **! 小偏方**
>
> 艾叶、透骨草、秦艽、桑枝、五加皮、赤芍、防风、刘寄奴各15克，装入纱布药袋内。在脸盆中加适量水，煮沸药物3~5分钟，将患肘悬置盆上方，以热气熏蒸患处周围数分钟，取下脸盆，边熏边待温度适宜时将患肘浸于药液中揉擦洗浴，每次30分钟左右。药液变凉时可重新加热。每日1~2次，每剂药可用2~3天。

按摩顺序

擦、揉腘窝部至足跟

⬇

点揉委中、承山

⬇

点揉足三里、昆仑

⬇

推腓肠肌

⬇

击跟腱

⬇

揉捻小腿、大腿后侧

⬇

擦腓肠肌

！ 小偏方

取桑葚10克，用适量水煎服，煎好一碗汤一次喝下，一日2次。主治肝肾亏虚导致的肌肉痉挛，症见容易疲劳、肢体麻木、腰膝酸痛、耳鸣等。

8. 小腿抽筋

抽筋是一种肌肉自发的强直性收缩，会造成肌肉僵硬、疼痛难忍、运动受限，名为"肌肉痉挛"，发生在小腿和脚趾的肌肉痉挛最常见，发作时疼痛难忍。推拿治疗本病的原则是舒筋活络止痛。

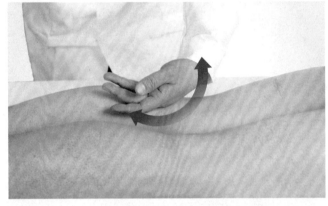

手法 擦揉　力度 中

❶患者俯卧位，操作者自患者腘窝部至足跟施以擦法、揉法以放松肌肉，时间约5分钟。

手法 点揉　力度 轻

❷用拇指点揉委中、承山，手法宜轻柔，以局部酸胀为度，时间约2分钟。

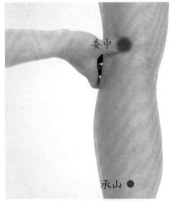

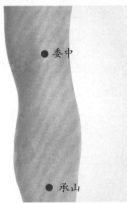

手法 点揉　力度 轻

❸点揉足三里、昆仑，手法宜轻柔，以局部酸胀为度，时间约2分钟。

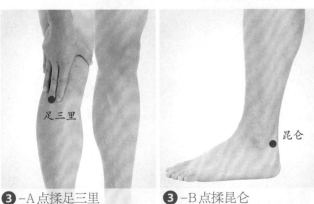

❸-A点揉足三里　　❸-B点揉昆仑

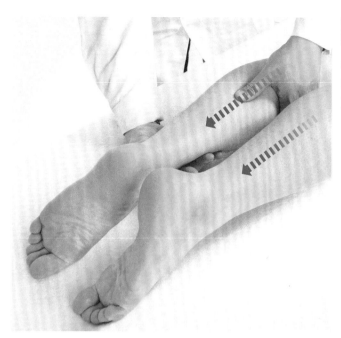

手法 直推　**力度** 中

❹用一手拇指沿腓肠肌肌纤维及肌腱走行方向施以直推的手法,反复操作5次。

出现小腿抽筋的症状时,患者还可以将踝关节极度背伸,充分拉长肌肉,解除肌肉紧张痉挛,进行自我推拿按摩。

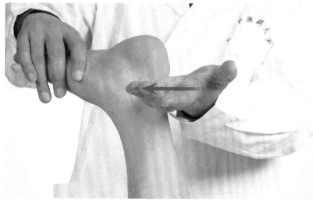

手法 击　**力度** 轻→重

❺患者俯卧位,操作者将患者的患肢屈曲90°,一手按于足跖部位,将足背伸,使跟腱处于紧张状态,然后用一手小鱼际部,侧击跟腱及肌与腱的联合部,侧击时应将手指分开,手法由轻渐重,时间约3分钟。

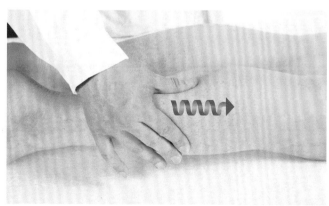

手法 揉捻 擦　**力度** 中

❻用拇、食二指在小腿及膝、大腿后侧用揉捻法,反复操作5次。然后在腓肠肌部位用掌擦法治疗,以透热为度。

按摩顺序

一指禅推太阳、阳白、
印堂（往返操作5遍）

揉睛明、攒竹、鱼腰、
丝竹空、太阳

抹上下眼眶

按揉养老、光明

舒缓"高压"，疲劳一扫光

1. 眼疲劳

眼疲劳会导致人的颈、肩等相应部位出现疼痛，还会引发和加重各种眼病。常按摩眼部可缓解疲劳，保护视力。

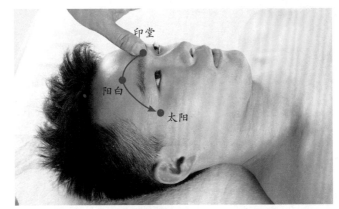

手法	力度
一指禅推	中

❶患者仰卧位，操作者坐于患者头侧。用一指禅推法从左侧太阳处开始，经过印堂、右侧阳白，推到右侧太阳处。再反向操作。往返5遍。

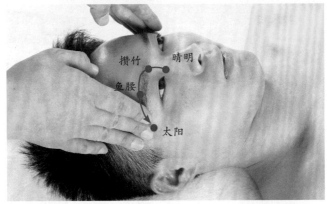

手法	力度
揉	中

❷用双手拇指指端或中指指端轻揉双侧睛明、攒竹、鱼腰、丝竹空、太阳，每穴1分钟。

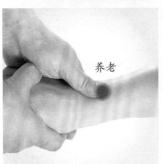

❸-A 按揉养老

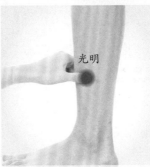

❸-B 按揉光明

手法	力度
抹 按揉	中

❸用双手拇指指腹分抹上下眼眶，从内向外反复分抹3分钟左右。用拇指指端按揉养老、光明，每穴1分钟。

> **小偏方**
>
> 将毛巾浸入小米草茶中，躺平，将温暖毛巾在眼部敷10~15分钟，勿将茶水流入眼睛。注意在浸入毛巾前，先将小米草茶适当冷却。

2. 失眠

失眠轻者入眠困难，或眠而不酣，时寐时醒，醒后不能再寐，严重者可整夜不眠。本症可单独出现，也可与头痛、眩晕、心悸、健忘等症同时出现。本病推拿治疗的原则是以益心安神为主。

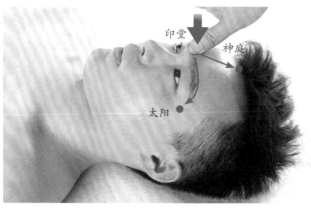

手法 一指禅推 揉　**力度** 中

❶患者取仰卧位，操作者用一指禅推法或揉法，从印堂开始向上至神庭；再从印堂向两侧沿眉弓推至太阳。

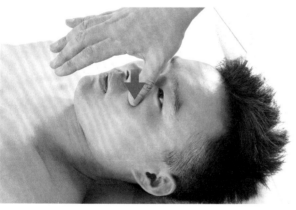

手法 一指禅推　**力度** 中

❷用一指禅推法沿眼眶周围治疗，时间约2分钟。

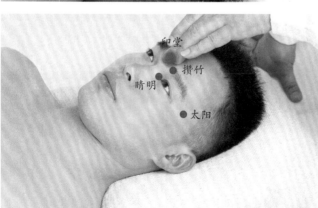

手法 按揉　**力度** 中

❸治疗过程中按揉印堂、神庭、睛明、攒竹、太阳，时间约5分钟。

按摩顺序

一指禅推印堂至神庭
↓
从印堂沿眉弓推至太阳
↓
一指禅推眼眶周围
↓
按揉印堂、神庭、睛明、攒竹、太阳

✚ 对症加减方

多梦易醒，气色不好，加按揉心俞、肝俞、胃俞、小肠俞、足三里，每穴约1分钟；横擦左侧背部及直擦背部督脉，以透热为度。

心烦不寐，头晕耳鸣，加推桥弓（颈部两侧的大筋），先推一侧桥弓，再推另一侧桥弓；横擦肾俞、命门，以透热为度，再擦两侧涌泉以引火归原。

3. 头痛

头痛是颅内、颅外病变刺激敏感组织引起头颅上半部的疼痛。本节所讨论的头痛，属于内科疾病的范畴，如果是外伤及一些疾病过程中所出现的兼症，主病消，头痛也自动消除。推拿治疗原则是疏风通窍、养血止痛。

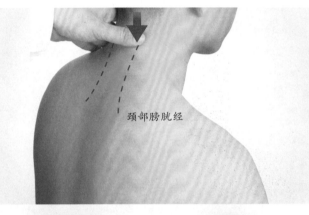

颈部膀胱经

手法	力度
一指禅推	中

❶患者取坐位，操作者用一指禅推法沿颈部两侧膀胱经向下，往返治疗约3分钟。

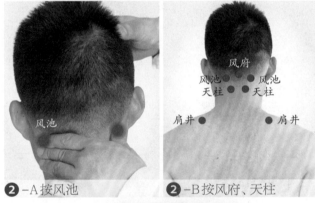

风府
风池　　风池
天柱　　天柱
肩井　　　肩井

风池

❷-A 按风池　　❷-B 按风府、天柱

手法	力度
按	中

❷按风池、风府、天柱：每穴各约1分钟。

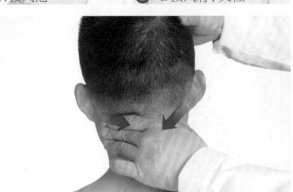

手法	力度
拿 一指禅推	中

❸拿两侧风池、肩井，各约1分钟，用一指弹推法沿颈部两侧膀胱经自上向下操作4~5遍。

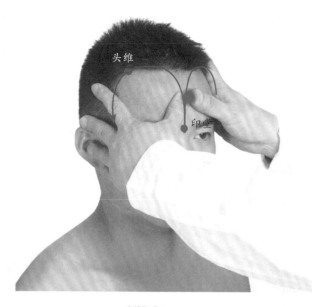

手法	力度
揉 一指禅推	中

❹患者取坐位。操作者用揉法或一指禅推法从印堂开始，向上沿发际至头维、太阳，往返3~4次。

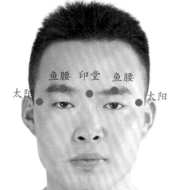

手法	力度
按	中

❺配合按印堂、鱼腰、太阳、百会,每穴各约1分钟。

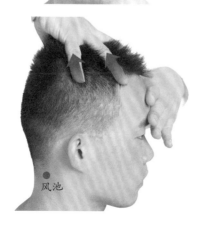

手法	力度
拿	中

❻用五指拿法从头顶拿至风池穴处，然后改用三指拿法，沿膀胱经拿至大椎两侧，往返3~4次。

➕ 对症加减方

前头痛可采用基本手法加:①单手拇、食指捏拿印堂处肌肉，一提一松，计做20次;②拿揉合谷1~3分钟。

偏头痛可采用基本手法加:①用扫散法挠擦头两侧各3~5分钟;②掐按大敦1分钟。

若是风热头痛，在采用完所有基础手法后，可加:①按揉大椎、肺俞、风门各1分钟;②拿两侧肩井穴;③按、拿两侧曲池、手三里、合谷，以酸胀为度;④拍击背部两侧膀胱经，以皮肤微红为度。

按摩顺序

推印堂至神庭

推印堂至太阳

推桥弓

按揉百会、风池

捏拿肩井、颈肌

一指弹推颈肌、斜方肌
（重点心俞、肺俞、膈俞）

揉摩、推擦胸部
（重点中府、云门）

揉膻中

按揉内关、神门

捏拿、搓、抖上肢

摇扳、牵抖肩、肘、腕关节

> **! 小偏方**
>
> 　　酸枣仁15克，粳米100克。将枣仁炒黄研末，备用；将粳米洗净加水煮粥，临熟，下酸枣仁末，再煮，空腹食用。

4. 心悸

　　心悸是以心神不宁，胸闷气短为主要表现的心系疾病。发作时患者自觉心中悸动，惊惕不安，常伴有气短、胸闷甚至眩晕、喘促、晕厥等症状。心悸常因惊恐劳累而诱发，时作时止，不发时如常人。推拿治疗以活血理气为原则。

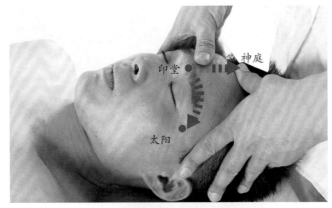

手法	力度
直推 分推	中

❶头面部操作，患者仰卧位或端坐位。操作者用指直推印堂至神庭，分推印堂至太阳3~6遍，为起手手法。

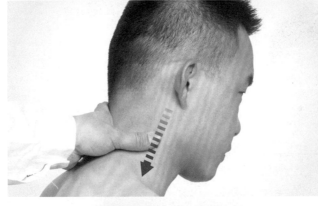

手法	力度
直推 按揉	中

❷自上而下推桥弓（颈部两侧大筋上），先推左侧，再推右侧，每侧约1分钟，可起到降压的作用。按揉百会、风池1~3分钟，可安神定志。

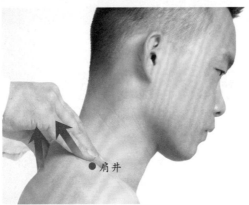

手法	力度
捏拿	中

❸胸背部操作，患者取端坐位。操作者站在患者体旁，捏拿肩井、颈肌，可缓解紧张的颈肌及斜方肌。

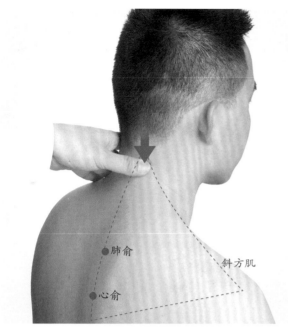

●肺俞

●心俞

斜方肌

手法	力度
一指禅推	中

❹一指弹推法推颈肌、斜方肌，重点是心俞、肺俞、膈俞（第七胸椎棘突下，后正中线旁开1.5寸，即肩胛骨下角水平连线与后正中线相交处脊椎下旁开2横指），时间3分钟，可养心安神。

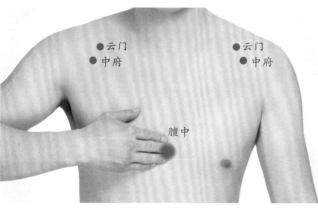

●云门
●中府

●云门
●中府

膻中

手法	力度
揉摩 推擦	中

❺揉膻中，揉摩、推擦胸部，重点是中府、云门，操作时间约5分钟，可宽胸理气，养心安神。

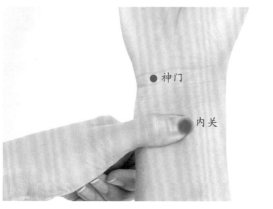

●神门

内关

手法	力度
按揉 捏拿 搓抖 摇扳 牵抖	中

❻在上肢部操作，操作者按揉双侧内关、神门，每穴约1分钟，可养心安神。捏拿、搓抖上肢，摇扳、牵抖活动肩、肘、腕关节，可疏通上肢经络，放松上肢关节。

✚ 对症加减方

　　咽干口燥，心烦易怒，加：①推肾俞；②拿太冲、行间；③推太阳、听宫、听会、耳门；④按揉翳风；⑤拿风池；⑥按哑门。

　　心胸憋闷疼痛，痛引肩背，加：①按揉大包、京门、膈俞、三阴交，以透热为度；②用右手掌或右手拇指、食指按摩头项部及背部膀胱经第1侧线，操作3~6分钟。

　　心血不足者，可在所有基本手法使用完后加：①揉中脘；②拿血海、足三里；③延长推脾俞、胃俞；④双手掌重叠按揉或用一指弹推法，施术于心俞、华佗夹脊穴5分钟。

按摩顺序

搓手厥阴心包经

⬇

点按曲泽、内关、大陵、鱼际

⬇

捏腕

⬇

摇揉腕关节、指关节

⬇

捻指关节

⬇

擦腕掌部

5. 鼠标手

"鼠标手"即"腕管综合征"，主要表现为食指和中指僵硬疼痛、麻木与拇指肌肉无力感。推拿治疗"鼠标手"的原则是活血止痛、滑利关节。

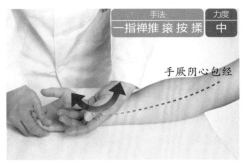

手法 一指禅推 搓 按 揉 | 力度 中

手厥阴心包经

❶用一指禅推法或搓、按、揉法在前臂至手沿手厥阴心包经往返治疗。

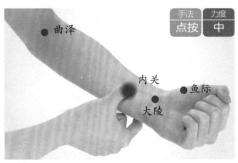

手法 点按 | 力度 中

曲泽
内关
大陵
鱼际

❷用拇指点按曲泽、内关、大陵、鱼际3~5分钟。

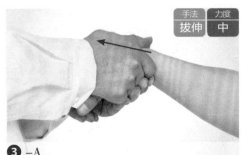

手法 拔伸 | 力度 中

❸ –A

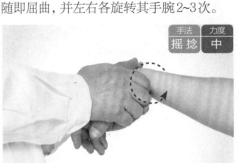

手法 拔伸 | 力度 中

❸ –B

❸捏腕法：患者正坐，手背朝上。操作者双手握患者掌部，右手在一侧，左手在另一侧，而拇指平放于腕关节的背侧。在拔伸情况下摇晃腕关节，然后，将手腕背伸至最大限度，随即屈曲，并左右各旋转其手腕2~3次。

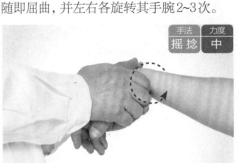

手法 摇 捻 | 力度 中

❹患者正坐，手背朝上。用摇法摇揉腕关节及指关节，捻指关节。

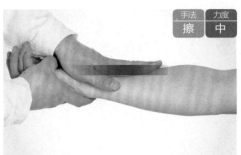

手法 擦 | 力度 中

❺用擦法擦腕掌部，以达到舒筋通络、活血化瘀的目的。

6.食欲不振

　　食欲不振是指进食的欲望降低，完全不思进食则称厌食。食欲不振多见于急性、慢性胃炎，胃癌，肺结核，慢性肾上腺功能减退，神经性厌食，化疗药物的副作用等。推拿治疗食欲不振的原则是健脾和胃。

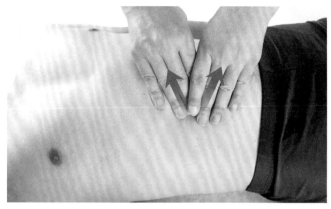

手法	力度
捏拿 按揉	中

❶患者仰卧位，身体放松，呼吸自然，平心静气。操作者用双手按揉、捏拿腹部，以中脘（肚脐上4寸）、关元、气海为重点，操作1~3分钟，能健脾和胃。

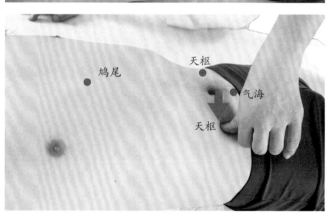

鸠尾　天枢　气海　天枢

手法	力度
一指禅推 按揉	轻

❷一指禅推或按揉鸠尾至气海，以鸠尾、脐周围、天枢为重点，手法轻柔，时间约5分钟。

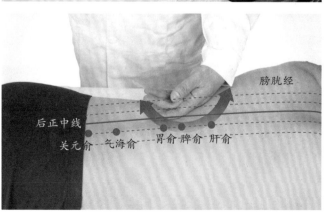

膀胱经　后正中线　关元俞　气海俞　胃俞 脾俞 肝俞

手法	力度
搓 按揉 擦	轻

❸患者俯卧位，轻轻揉或擦脊柱两侧膀胱经，以背部胸椎6~12节段两旁穴位为重点。按揉肝俞、脾俞、胃俞、气海俞、关元俞各1分钟。擦背部两侧膀胱经，透热为度。

按摩顺序

按揉、捏拿腹部
（重点中脘、关元、气海）

↓

一指禅推鸠尾至气海
（重点鸠尾、脐周围、天枢）

↓

搓背部膀胱经

↓

按揉肝俞、脾俞、胃俞、
气海俞、关元俞

↓

擦背部膀胱经

⚠ 小偏方

　　取乌梅3克，陈皮及砂仁各5克，制成乌梅陈皮茶。乌梅可解热生津，镇呕及促进食欲；陈皮理气健脾，助消化；砂仁化湿行气，温脾开胃及止泻。

按摩顺序

擦背部膀胱经

⬇

按揉肝俞、脾俞、胃俞

⬇

按揉章门

⬇

按揉期门

⬇

摩胁肋

⬇

摩腹部

7. 焦虑忧郁

　　焦虑忧郁是指患者长期处在压抑、紧张的环境中，而出现心慌、胸闷、气短等主要症状，并伴有周身肌肉酸麻胀痛、肠胃不适等表现的病症。推拿治疗焦虑忧郁有一定疗效，但也要配合心理治疗。

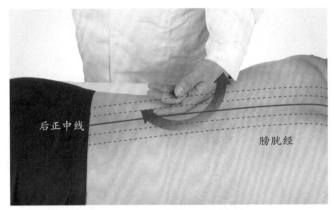

手法	力度
擦	中

❶患者俯卧位，操作者用擦法在背腰部脊柱两侧膀胱经施术，时间约5分钟。

后正中线　　膀胱经

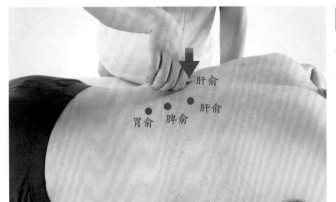

手法	力度
一指禅推 按揉	中

❷一指禅推或以指按揉肝俞、脾俞、胃俞，每穴2分钟。

胃俞　脾俞　肝俞　肝俞

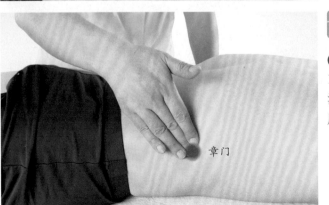

手法	力度
按揉	中

❸患者仰卧位，按揉章门1分钟。章门在第十一肋游离端下方，屈肘合腋时肘尖正对处。

章门

⚠ 小偏方

　　将龙眼肉、枸杞、大枣、粳米分别洗净，砂锅置中火上，清水加粳米煮开后过10分钟加龙眼肉、枸杞、大枣煮成粥。

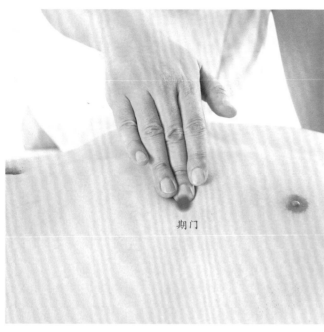

期门

手法 按揉 **力度** 中

❹以中指按揉期门1分钟。正坐或仰卧，自乳头垂直向下推2个肋间隙，按压有酸胀感处即为期门。

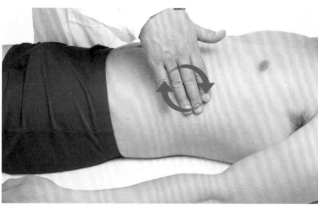

手法 摩 **力度** 中

❺指摩胁肋3分钟。摩动时指面要紧贴胁肋部，压力要均匀，动作要适中。

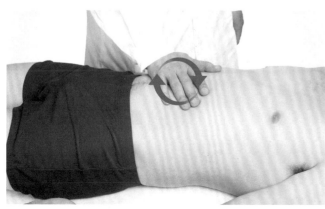

手法 摩 **力度** 中

❻掌摩腹部3分钟。摩动时掌面要紧贴腹部，压力适度。

➕ 对症加减方

　　心悸怔忡，失眠多梦，加：①按揉心俞、内关、外关、足三里，每穴1分钟；②掌揉中脘3分钟。

　　咽干口燥，心烦易怒，加：①按揉肾俞、气海、关元、三阴交，每穴1分钟；②以拇指按压太冲，同时以中指相对用力按压涌泉，继之擦涌泉，以透热为度。

　　胃脘胀满，呕吐吞酸，嗳气频作，加：①点或按太冲、行间，每穴1分钟；②搓胁肋1分钟左右。

　　烦闷失眠，头痛梦扰，可在基础手法使用完后加：①点或按肺俞、胆俞、天突，每穴1分钟；②掌揉中脘2分钟。

按摩顺序

推印堂至神庭

推印堂至两侧太阳

揉按太阳

揉、按前额和眼眶周围穴位

按揉鼻通、迎香

按揉头部五经至风池

捏拿风池至颈项根部

捏拿、搓抖肩至腕部

按揉曲池、合谷

> **! 小偏方**
>
> 家庭普通食用醋一份，兑上凉开水两份，装入洁净的瓶中备用。在感冒初起时，用卫生棉球蘸醋水点入两鼻孔，在鼻孔内捻转或用鼻吸即可（此时可能出现几个连续的喷嚏）。

推一推，去除常见小毛病

1. 感冒

感冒是常见的外感病，一年四季都可发生，但以冬春季发病率较高。推拿治疗时，多以疏风解表、散寒清热为原则。

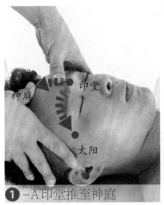
❶-A 印堂推至神庭

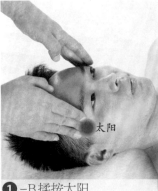
❶-B 揉按太阳

手法	力度
直推 分推 揉按	中

❶患者仰卧位，操作者坐在患者头顶端或立于患者前侧。用双手拇指交替从印堂推至神庭6~9次，再从印堂分推前额至两侧的太阳6~9遍，再用拇指或中指两揉一按双侧的太阳30秒。

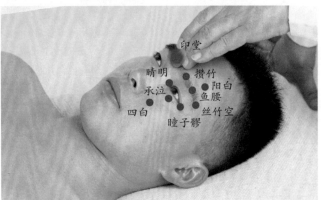

手法	力度
揉 按 抹	中

❷双手拇指或中指两揉一按前额的印堂、神庭、阳白及眼眶周围的睛明、攒竹、鱼腰、丝竹空、承泣、四白、瞳子髎，反复3~6遍。再分抹前额和眼眶从内向外抹至太阳。

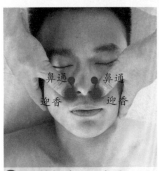
❸-A 按揉鼻通、迎香

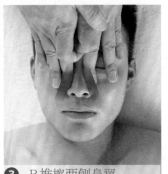
❸-B 推擦两侧鼻翼

手法	力度
按揉 推擦	中

❸拇指或中指按揉一侧鼻旁的鼻通（即上迎香）、迎香30秒，使患者鼻部有通气感，再按揉另一侧，然后双手中指或食指推擦两侧鼻唇沟及鼻翼至发热为度。能通鼻窍，治鼻塞。

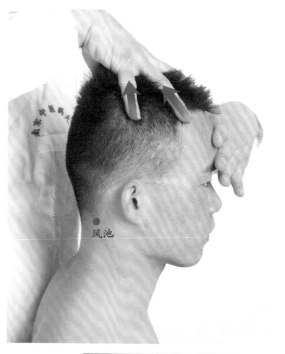

风池

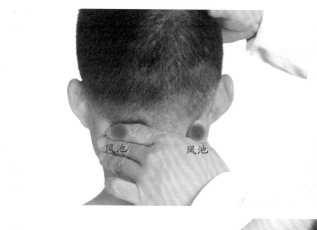

风池　风池

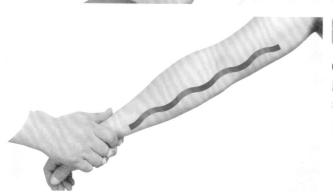

手法	力度
一指禅推 按揉 拿	中

❹一指禅推或双手拇指按揉头部五经（督脉、两侧膀胱经、两侧胆经）从前向后至风池反复操作3~6遍（1~2分钟），再让患者改端坐位，操作者站在患者后方，从前发际开始到后发际处，用五指拿头顶反复操作6~9遍。

手法	力度
按揉 捏拿	中

❺一手掌扶前额，另一手的拇指、中指（或食指）按揉两侧风池，再用五指捏拿缓慢从风池向下移动直至颈项根部，反复6~9遍。使患者有酸胀能忍受为度，最好是令其微微发汗为佳。

手法	力度
捏拿 搓抖 按揉	中

❻捏拿、搓抖上肢从肩至腕部3~6遍，按揉曲池、合谷各30秒。以疏通经络为目的。

对症加减方

风寒感冒者加：①用按揉法在风府、风门两穴重点操作，每穴2分钟，使项背部有轻松感为度；②患者取俯卧位，操作者位于患者顶端，用薄荷油或活络油为介质，推擦足太阳膀胱经背部两条侧线至发热，操作3~6分钟，以透热为度。

风热感冒者加：①患者坐位，操作者站在患者后方，用一指禅推法沿督脉循行自印堂至神庭、风府至大椎，反复操作3~6分钟；②用按揉法在百会、曲池操作1~2分钟；③用冷水或冰水为介质，按揉、推擦大椎1~2分钟。

　　步骤❶常称为开天门、推坎宫，为头面部操作的起手手法。

　　步骤❷主治前额、太阳及眉棱骨疼痛，在前额或太阳处可用薄荷油等介质，加强解表功能。

按摩顺序

揉天突、膻中、中府

↓

推胸骨剑突至两胁肋部

↓

一指禅推或揉身柱、大杼、
风门、肺俞

↓

一指禅推或揉尺泽、太渊

↓

按揉列缺、外关、合谷

！ 小偏方

取艾叶30~50克，放入1500毫升的沸水中煎15分钟，捞去艾叶，将煎出的药液倒入小的脚盆中。趁热将双脚置于盆沿上接受熏蒸。待水温稍低双脚能够忍受时，可直接置于盆内浸泡。每晚进行1次（以临睡前为佳），每次15~20分钟，一般连续3~5次即可。

2. 咳嗽

外感引起的咳嗽、咳痰大多伴有发热、头痛、恶寒等，起病较急，病程较短；内伤所致的咳嗽，一般无外感症状，起病慢，病程长，常伴有脏腑功能失调。推拿治疗本病总的原则是宣肺平喘、宽胸理气。

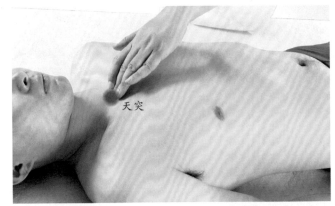

❶患者坐位或仰卧位，操作者指揉天突1分钟。

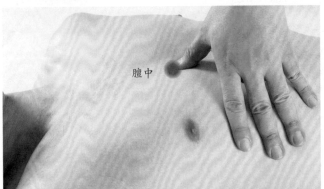

❷拇指或中指按揉膻中1分钟。

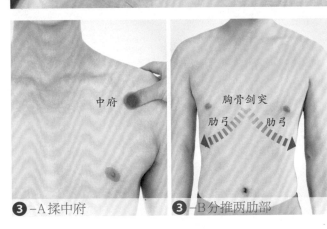

❸-A揉中府　❸-B分推两肋部

❸揉中府1分钟，然后用两拇指由胸骨剑突沿肋弓分推两胁肋部5~10遍。

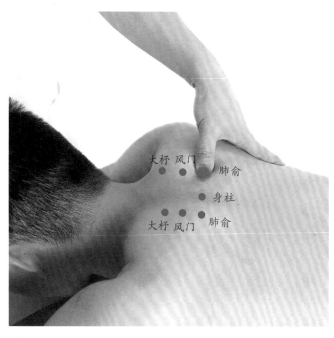

手法	力度
一指禅推 指揉	中

❹患者俯卧位，用一指禅推或指揉身柱、大杼、风门、肺俞，每穴1分钟。

大杼　风门　　肺俞
　　　　身柱
大杼　风门　肺俞

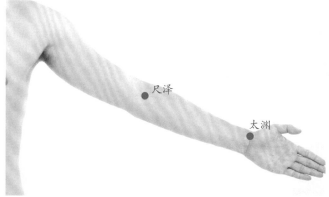

手法	力度
一指禅推	中

❺患者取坐位，操作者用一指禅推法推尺泽、太渊各2分钟。

尺泽

太渊

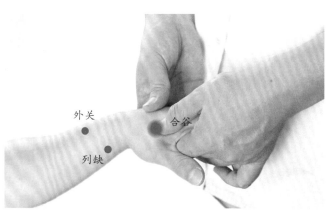

手法	力度
按揉	中

❻按揉列缺、外关、合谷，每穴1分钟。

外关　　　合谷
　列缺

对症加减方

风寒型咳嗽加：①用拇指点按风池、风府，以局部酸胀并向周围扩散为宜；②擦足太阳膀胱经背部两条侧线，以透热为度；③拿肩井，使头部、胸部有轻快感觉为宜。

风热型咳嗽加：①用手掌小鱼际推、搓大椎、肺俞及背部压痛点各2分钟；②按揉曲池、合谷，操作1~2分钟，使感应扩散到整个上肢；③拿肩井2分钟。

吞咽不利，如有痰状，咳嗽痰白黏稠，可在基础手法使用完后，重点按揉手三里、丰隆，每穴2分钟，推、抹前胸与胁肋部2分钟，然后按揉章门，以呼吸道通畅，咳出黏痰为度。

按摩顺序

推印堂至神庭

⬇

推印堂至两侧太阳

⬇

揉按太阳

⬇

按揉前额和眼眶周围穴位

⬇

一指禅推头部五经

⬇

按揉风池

⬇

按揉大杼、肺俞

⬇

推擦大椎及背部膀胱经

⬇

捏拿、搓、抖肩至腕部

⬇

按揉曲池、合谷

> ❗ 小偏方
>
> 取生姜10克，葱白15克，白萝卜150克，红糖20克。水煎服，服后微出汗，既可明显减轻症状，又可达到解表散寒、温中化痰的作用。

3. 发热

发热即体温异常升高。每个人的正常体温略有不同，而且受许多因素（时间、季节、环境、女性月经等）的影响。一般来说，腋窝体温（检测10分钟）超过37.2℃可定为发热。推拿治疗原则为清热解表。

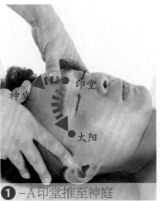

①-A 印堂推至神庭

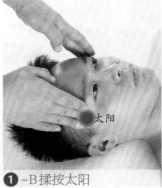

①-B 揉按太阳

手法				力度
直推	分推	揉	按	中

❶患者仰卧位或坐位，操作者坐在患者头顶端或立于患者前侧。用双手拇指交替从印堂推至神庭6~9遍，再从印堂分推前额至两侧的太阳6~9遍，再用拇指或中指两揉一按双侧的太阳30秒。

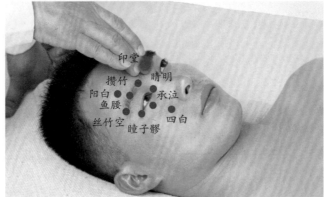

手法			力度
按揉	抹		中

❷双手拇指或中指两揉一按前额的印堂、神庭、阳白及眼眶周围的睛明、攒竹、鱼腰、丝竹空、承泣、四白、瞳子髎，反复3~6遍。再分抹前额和眼眶从内向外抹至太阳。

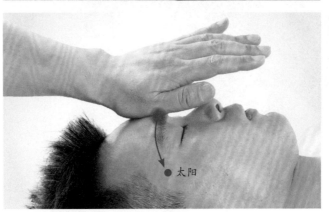

手法	力度
揉	中

❸用大鱼际揉前额，从印堂至两侧太阳，往返操作3~6遍（1~3分钟）。使其前额有发热感为度。

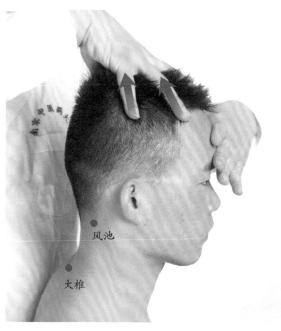

风池

大椎

手法	力度
一指禅推 按揉 拿	中

❹一指禅推或双手拇指按揉头部五经(督脉、膀胱经、胆经),从前向后至风池反复操作3~6遍（1~2分钟),再让患者改端坐位,操作者站在患者后方,从前发际开始到后发际处,用五指拿顶反复操作6~9遍。

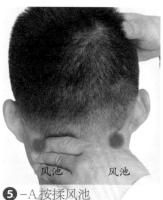

风池　风池

❺-A 按揉风池

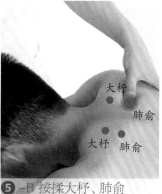

大杼

肺俞

大杼　肺俞

❺-B 按揉大杼、肺俞

手法	力度
按揉 捏拿	中

❺一手掌扶前额,另一手的拇、中指（或食指）按揉两侧的风池,再用五指捏拿缓慢从风池向下移动直至颈项根部,反复6~9遍。按揉大杼、肺俞各30秒。

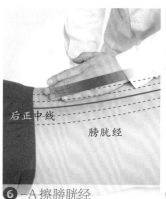

后正中线

膀胱经

❻-A 擦膀胱经

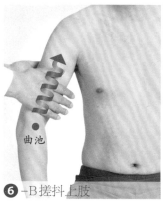

曲池

❻-B 搓抖上肢

手法	力度
推擦 捏拿 搓抖 按揉	中

❻推擦大椎及背部膀胱经,可配合运用活络油,令患者有发热、微微汗出为佳,双手捏拿肩井,稍用力以酸胀为度。捏拿、搓抖上肢从肩至腕部3~6遍,按揉曲池、合谷（虎口处）各30秒。

步骤❺操作时,使患者有酸胀能忍受为度,最好是令其微微发汗为佳,起到发汗解表的作用。

按摩顺序

一指禅推中脘、气海、
关元、神阙

⬇

按揉中脘、天枢

⬇

按揉脾俞、胃俞、大肠俞

⬇

摩腹

⬇

擦背部膀胱经

! 小偏方

　　敷贴法治疗腹泻：取艾叶、柿蒂、石榴树叶各15克，干姜10克，将所有药材研粉、炒热，布包后敷于脐部。

4. 腹泻

　　腹泻多由细菌感染和肠胃功能障碍所致。中医认为，腹泻的主要病变在脾胃与大、小肠。外因包括感受外邪和饮食所伤；内因包括情志失调和脾胃阳虚。推拿治疗腹泻的原则是健脾理气、温阳止泻。

手法	力度
一指禅推 按揉	中

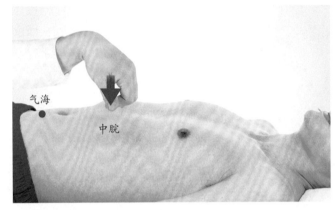

❶患者仰卧位，一指禅推法或按揉法操作于中脘、气海。每穴各约1分钟。

手法	力度
一指禅推 按揉	中

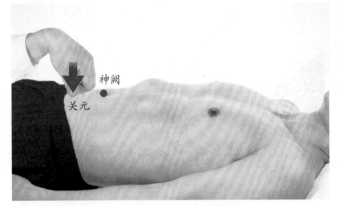

❷患者仰卧位，一指禅推法或按揉法操作于关元、神阙，每穴各约1分钟。

手法	力度
按揉	中

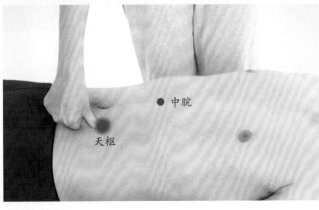

❸患者仰卧位，用拇指按揉中脘、天枢，每穴1分钟。

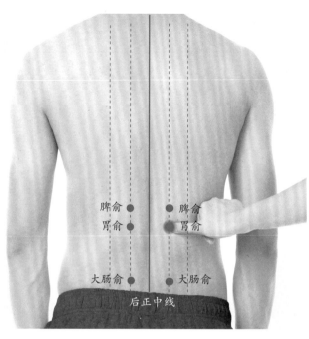

脾俞　胃俞

脾俞　胃俞

大肠俞　大肠俞

后正中线

手法	力度
按揉	中

❹用拇指按揉脾俞、胃俞、大肠俞，每穴1分钟。

➕ 对症加减方

大便时溏时泄，时作时止，食欲不振，进食油腻或其他不易消化的食物即发作或加剧，加按揉足三里。

有暴饮暴食或饮食不洁史，腹部胀痛，嗳腐吞酸，可在基础手法使用完后，以顺时针方向进行摩腹且时间稍长，按揉足三里。

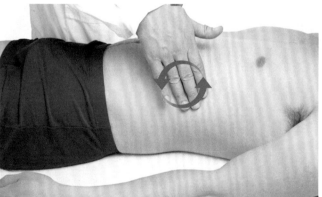

手法	力度
摩	中

❺逆时针摩腹3分钟。

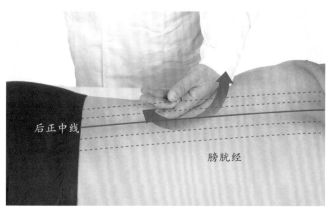

后正中线

膀胱经

手法	力度
擦	中

❻擦法操作于背部两侧膀胱经，时间约2分钟。

按摩顺序

一指禅推、揉、点、按合谷、
三阴交、足三里

⬇

一指禅推、揉、点、按中脘、
膻中、气海、天枢

⬇

摩、振腹部

➕ 对症加减方

热结肠胃加：一
指禅推法、按法施术
于腕骨、清冷渊、大
椎，每穴1分钟。

气滞血瘀加：一
指禅推法、按法施术
于期门、肝俞、脾俞、
气海俞、上巨虚，每
穴1分钟。

❗ 小偏方

小茴香炒热，布
包后温熨下腹部。

5. 腹痛

腹痛是指以胃脘以下、耻骨毛际以上的部位发生疼痛为症状的病症。病位在腹，病变脏腑涉及肝、胆、脾、肾、膀胱、大小肠等。治疗原则为理气通腑，解痉止痛。

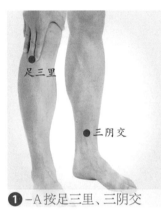 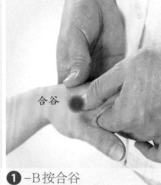

❶-A按足三里、三阴交　　❶-B按合谷

手法	力度
一指禅推 揉 点 按	中

❶操作者以一指禅推法、揉、点、按施术于合谷、三阴交、足三里各1分钟。

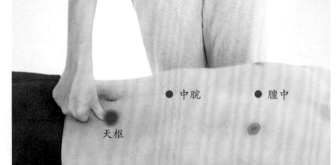

手法	力度
一指禅推 揉 点 按	重

❷患者仰卧位，操作者以一指禅推法、揉、点、按施术于中脘、膻中、气海、天枢，手法宜重，操作约5分钟。

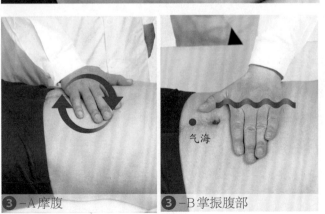

❸-A摩腹　　❸-B掌振腹部

手法	力度
摩 振	中

❸摩腹3分钟。用掌振法治疗腹部患处4~5分钟。

6. 便秘

便秘是指大便秘结不通，排便间隔时间延长，或想要大便而粪便干燥艰涩难解的一种病症。中医认为，病因包括热性病后或过食辛辣燥伤肠液；肺燥肺热下移于大肠，耗伤津液等。推拿治疗便秘总的原则是和肠通便。

按摩顺序

擦背部膀胱经（重点脾俞、胃俞、大肠俞、八髎）

⬇

一指禅推中脘、天枢、气海、关元

⬇

摩腹

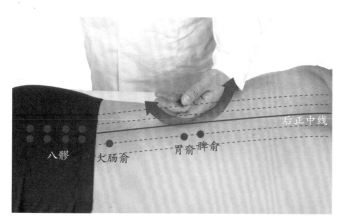

手法	力度
擦	中

❶患者俯卧，在背部两侧膀胱经用擦法，重点在脾俞、胃俞、大肠俞、八髎。

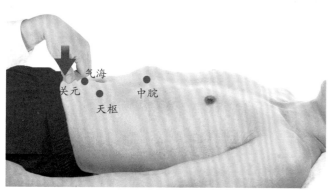

手法	力度
一指禅推	中

❷患者仰卧，一指禅推法操作于中脘、天枢、气海、关元。

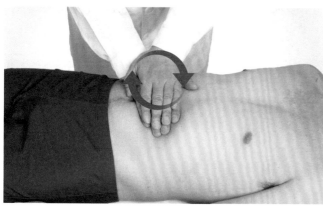

手法	力度
摩	中

❸顺时针摩腹。摩动时双掌叠放，紧贴腹部，压力要均匀，动作要适中。

面红身热，小便短赤，口干心烦，或有口臭，唇疮：可加强刺激足三里、大肠俞；点揉外关、合谷、曲池以泄热。

按摩顺序

点按翳风、听会、耳门、中渚

⬇

点揉耳后脉、耳前脉

⬇

弹打耳后脑部

⬇

按压外耳道

7. 耳鸣

　　耳鸣、耳聋都是听觉异常的症状。耳鸣指自觉耳内鸣响，耳聋是指听力减退或听觉丧失。临床上两者往往同时存在，其病因病理及辨证施治也大致相同。推拿治疗耳鸣的原则是疏通经脉的经气，从而达到清耳窍的目的。

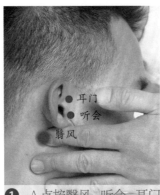
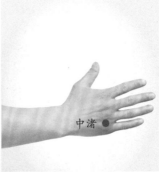

手法	力度
点按	中

❶点按翳风、听会、耳门、中渚，每穴1分钟。

❶-A 点按翳风、听会、耳门　❶-B 点按中渚

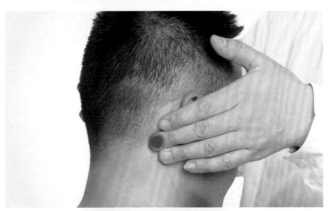

手法	力度
点揉	中

❷患者取坐位，操作者立于患者正前面，用双手中指点揉耳后脉（耳后窍骨前下方）约5分钟。

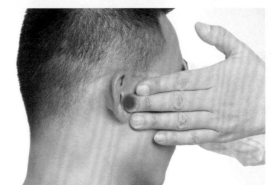

手法	力度
点揉	中

❸用中指点揉耳前脉（耳屏前方）5分钟。

! 小偏方

　　黑芝麻和核桃仁各20克，一同捣碎，加白糖适量调服，每日1次，主治肾精亏损型耳鸣。

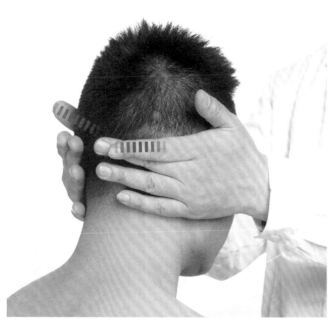

手法	力度
弹	中

❹操作者用双手掌从耳后向前使双耳卷向前方，盖住耳道，以掌压紧，状如抱头，使食指翘于中指上，用力弹打耳后脑部，此时患者可听到明显的弹响。弹打30~40次。

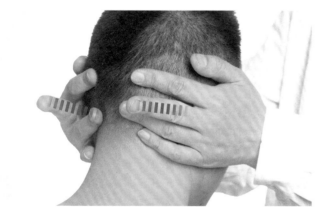

手法	力度
弹	中

❺双手继续向前拉，拉至中指压住双耳背侧，再用中指弹打1次。

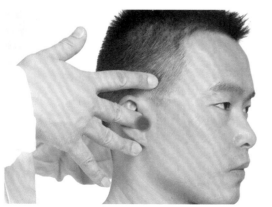

手法	力度
按压	中

❻操作者用双手中指按压外耳道，时紧时松十余次，令患者鼓膜振动。

　　每日按摩1次，一般2周之后耳鸣症状会明显缓解。慢性患者需要长期坚持按摩。

按摩顺序

按揉缺盆

⬇

按膻中

⬇

摩腹（重点中脘）

⬇

一指禅推、㨰背部膀胱经
（重点膈俞、脾俞、胃俞）

⬇

搓背部及两肋

8. 打嗝

打嗝，中医称为"呃逆"。如偶然发作，可以不治而愈，如持续不断，则须治疗方愈。本症多因饮食失节，如过食生冷和寒凉药物；或情志不和，恼怒抑郁，气机不利；或正气亏虚，如重病、久病之后。推拿治疗原则为和胃、降气、平呃。

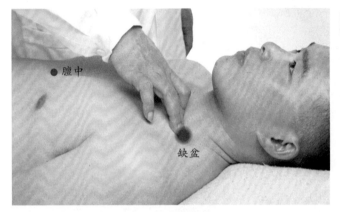

手法	力度
按揉 摩	中

❶患者仰卧位，操作者坐于患者右侧，先按揉缺盆，以酸胀为度，每侧约30秒。再按膻中约30秒。顺时针摩腹，重点在中脘（肚脐上4寸），约10分钟。

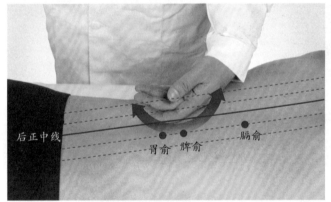

手法	力度
一指禅推 㨰	中

❷患者俯卧位，操作者先以一指禅推法、㨰法沿背部膀胱经自上而下往返治疗3~4遍。重点膈俞、脾俞、胃俞，约5分钟，以酸胀为度。

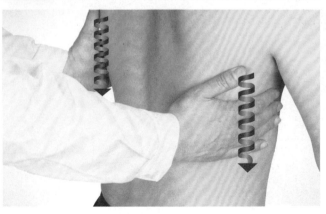

手法	力度
搓	中

❸患者坐位，操作者立于其后侧，以两手搓背部及两肋，使之有温热感。

 小偏方

柿蒂10克，丁香、生姜片各3克，红糖适量，放入砂锅，加适量水煎煮，弃渣留汤，加入红糖搅匀即可。日饮1剂，分2次服食，连服3日为1疗程。

9. 鼻炎

　　鼻炎常伴有头痛、鼻塞，嗅觉减退，久者虚眩不已等。中医认为，鼻炎有虚实之分。鼻塞无歇，涕多黄稠，咳嗽痰多，舌质红、脉弱细为实证；食欲欠佳，大便时溏，体倦无力为虚证。推拿治疗原则为散风清热、通经开窍。

按摩顺序

推睛明至迎香

⬇

点、按揉迎香、印堂、太阳

⬇

按揉百会、上星、通天、迎香、风池

⬇

按揉合谷

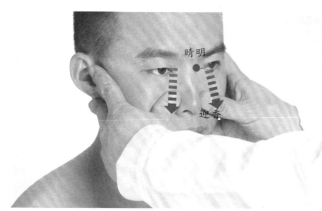

手法 推　**力度** 轻→重

❶患者取坐位或仰卧位，用推法从睛明开始，沿鼻旁至迎香，反复治疗，压力由轻到重，至面部肌肤微红，时间约2分钟。

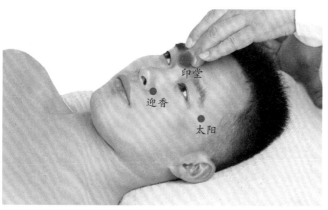

手法 点 按揉　**力度** 中

❷用拇指或中指的顶端或指腹点、按揉面部的迎香、印堂、太阳，每穴1分钟，以酸胀为度。

手法 按揉 点振　**力度** 中

❸用按揉手法作用于头面颈部的百会、上星、通天、迎香、风池，每穴操作1~2分钟，交替反复操作，同时配合点法、振法，增强治疗效果。最后按揉合谷（虎口处）2分钟。

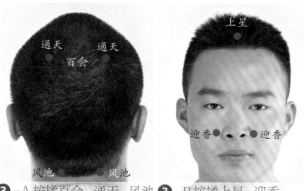

❸-A按揉百会、通天、风池 ❸-B按揉上星、迎香

> **！ 小偏方**
>
> 　　将大蒜1瓣捣烂，挤压出蒜汁滴入每个鼻孔内两滴，再用手压几下鼻翼，使其鼻孔内都能粘敷到蒜汁。

按摩顺序

按压翳风

↓

按揉头窍阴

↓

按揉筑宾

10. 晕车

晕车是指患者在乘坐汽车等交通工具时受到颠簸、摇摆或旋转等任何形式的加速运动影响，刺激人体的前庭神经而发生的疾病。患者初时感觉上腹不适，继有恶心、呕吐的感觉。推拿治疗晕车的原则为开窍聪耳、宁心安神。

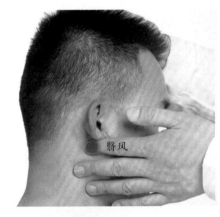

手法 按压　**力度** 中

❶取坐位，闭目调神，身体放松，先使用两手的食指指肚同时按压耳后下方的翳风，力度适中，以有轻微的酸痛感为好，每次按下以后停留2秒钟，反复操作5分钟。

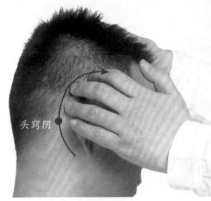

手法 按揉　**力度** 中

❷用两手的手指同时放置在耳后，食指和中指按揉头窍阴，力度适中，按揉1分钟后，手指可围绕着头窍阴做弧线按摩，约2分钟。

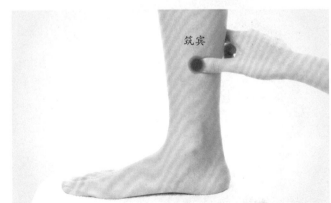

手法 按揉　**力度** 轻→重

❸用一手拇指指腹或两拇指重叠按揉小腿上的筑宾，力度渐渐增大，顺时针与逆时针按揉各1分钟，接着用相同的方法按揉另一侧筑宾。

> **! 小偏方**
>
> 在乘车途中，将风油精搽于太阳、神阙（肚脐）或风池（位于人体项部，当枕骨直下，胸锁乳突肌与斜方肌上端之间的凹陷处），可防止晕车。

11. 牙痛

牙痛又称"齿痛"，是口腔科的一个常见疾病，可见于急性牙髓炎、牙周炎等疾病，可发于任何年龄。中医认为，脾胃有热、郁而化火及肾元亏虚、虚火上炎均可引起牙痛。推拿治疗牙痛的原则是疏经通络、补虚泻实。

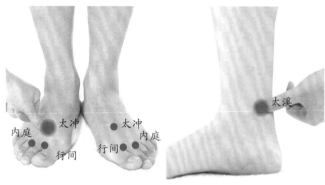

❶–A 按揉太冲、内庭、行间 ❶–B 按揉太溪

手法	力度
点 按 揉	重

❶用点、按、揉手法在内庭、太溪、行间、太冲穴位上操作，其压力应以重刺激为主，治疗时间约3分钟左右。

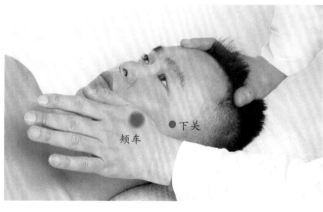

手法	力度
按 揉 捏	轻→重

❷面部的治疗则先以按、揉手法在面部的下关、颊车操作，后以疼痛的性质及症状特点选择病变牙龈的局部，施捏、按手法治疗，压力由轻至重，治疗时间约5分钟。

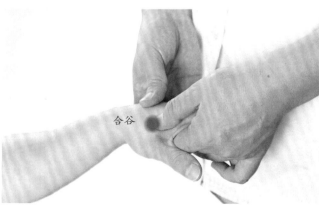

手法	力度
按 揉	重

❸合谷作为收穴可用按揉手法，以患者有较强的酸胀感为度。

按摩顺序

点、按、揉内庭、太溪、行间、太冲

按、揉下关、颊车

捏、按病变牙龈的局部

按揉合谷

！ 小偏方

中药含漱：露蜂房5克，白矾3克。水煎待温，含漱。每日4次，每日1剂，用至痛除。

按摩顺序

一指禅推上脘至脐中

⬇

按揉中脘、气海、天枢

⬇

擦背脊部

⬇

按揉脾俞、胃俞、肝俞、三焦俞

⬇

按揉内关、足三里

⬇

搓擦胁肋

⬇

按揉胃痛穴

! 小偏方

将大枣洗干净，放炒勺里炒至外皮微黑，以不焦煳为准，一次可多炒些备用。把炒好的大枣掰开，放进杯子里，用开水冲泡，一次放3~4个即可，可加适量糖，待水的颜色变黄后服用。

12. 胃痛

胃痛常伴嗳腐吐酸或呕吐清水，食欲不振，大便溏薄或便秘。中医学认为，寒邪犯胃，过食生冷，寒积于中；或饮食不节，内蕴湿热等都能造成胃痛。推拿治疗本病的原则是和胃健脾，理气止痛。

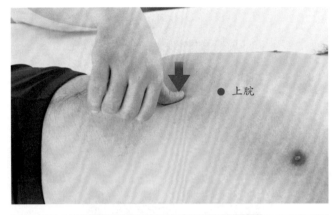

手法 一指禅推 **力度** 中

❶患者仰卧位，操作者坐其侧，以一指禅推法从上脘推至脐中5~10次。

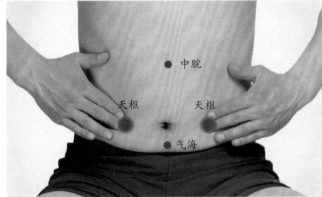

手法 按揉 **力度** 中

❷按揉中脘、气海、天枢各1分钟。

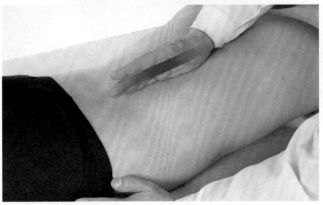

手法 擦 **力度** 中

❸患者俯卧，操作者以擦法在其背脊部往返操作5~10遍。

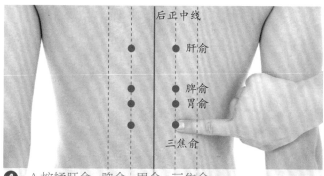

后正中线

肝俞

脾俞
胃俞

三焦俞

❹-A 按揉肝俞、脾俞、胃俞、三焦俞

手法	力度
按揉	中

❹配合按揉肝俞、脾俞、胃俞、三焦俞。然后再按揉内关、足三里各1分钟。

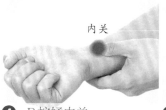

内关

❹-B 按揉内关

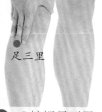

足三里

❹-C 按揉足三里

手法	力度
搓擦	中

❺搓擦患者两胁肋部3~5分钟。

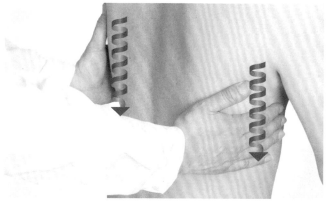

手法	力度
按揉	中

❻按揉双侧胃痛穴（第二、三掌骨缝间上端处）各1分钟。

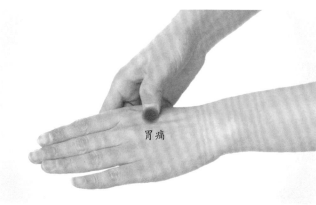

胃痛

对症加减方

疼痛暴作，或有感寒或进食生冷病史，局部恶寒喜暖，口不渴或喜热饮，采用基本手法加：①重点揉脾俞、胃俞、足三里；②胃脘部掌振法；③直擦背部两侧膀胱经。

胃脘胀满，嗳气频频，情志抑郁或烦躁，采用基本手法加：①一指禅推膻中、章门、期门5~10分钟；②重按肝俞、胆俞。

恶寒喜暖，尤喜热食，神疲乏力，手足不温，采用基本手法加：①一指禅推法在气海、关元治疗5~10分钟；②重点按揉足三里，中脘、气海用掌振法；③直擦背部督脉及两侧膀胱经，以透热为度。

按摩顺序

擦背部膀胱经
（重点在脾俞、胃俞、肾俞）

⬇

一指禅推膻中、中脘、鸠尾、
天枢、气海、关元

⬇

摩腹

⬇

擦督脉、两侧膀胱经、
腰骶部

⬇

插肩胛骨与胁肋之间

13. 胃下垂

　　胃下垂是一种慢性疾病，是比较常见的内脏下垂之一。因身体虚弱、生育过多等各种原因，腹部肌肉松弛，不能保持正常腹压，而导致胃下垂。常见症状为腹胀，伴有腹痛、心悸、头晕等。推拿治疗的原则是健脾和胃、补中益气。

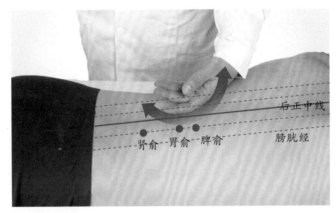

手法	力度
擦	中

❶擦法操作于背部两侧膀胱经，重点在脾俞、胃俞、肾俞。

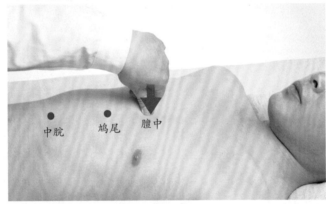

手法	力度
一指禅推 振	中

❷一指禅推法操作于膻中、中脘、鸠尾、天枢、气海、关元，以气海、关元、天枢为重点。中脘用中指振或掌振法。

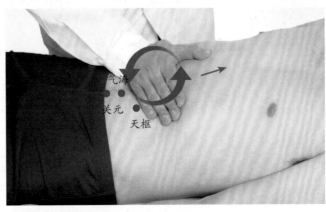

手法	力度
摩	中

❸逆时针摩揉腹部，并向上托胃。

 小偏方

　　苍术15克，加水用武火煮沸3分钟，改用文火缓煎20分钟，煎成药汁300毫升（亦可直接用沸水浸泡）。少量频饮，每日1剂。

手法	力度
擦	中

❹直擦背部督脉、两侧膀胱经，横擦腰骶部。

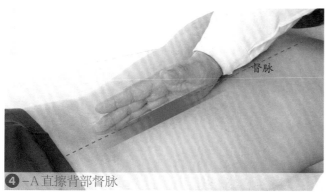

❹–A直擦背部督脉

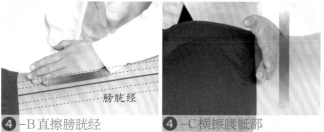

❹–B直擦膀胱经　　❹–C横擦腰骶部

手法	力度
插	中

❺操作者四指并拢，指尖从一侧肩胛骨内下缘向斜上方插入肩胛骨与肋骨之间2~3寸，同时另一手顶按住患者肩膀，持续1~2分钟，患者胃部有上提之感，随后缓缓将手收回，重复插2~3次。

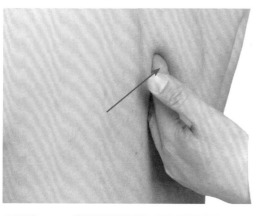

手法	力度
插	中

❻将上一步骤换对侧进行。

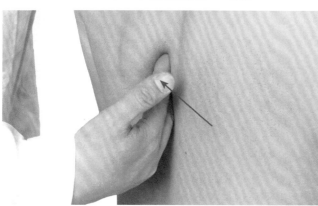

＋　对症加减方

若胃脘胀满者，加揉按章门、期门，并搓两胁。

胃脘痛者，加按揉内关、合谷、足三里、脾俞、胃俞。

腹泻者，加揉摩气海、关元、天枢，时间稍长，并加重擦胃俞、命门、大肠俞、八髎。

胃下垂患者宜少食多餐，忌食生冷、辛辣及不易消化的食物。并注意起居规律，平时配合适当的腹肌锻炼。胃下垂严重者，治疗期间可用胃托帮助，以巩固疗效。

按摩顺序

推桥弓

↓

一指禅推印堂至发际、
印堂至太阳、印堂至睛明

↓

揉额部、扫胆经

↓

抹前额及面部

↓

拿头顶至颈项部

↓

一指禅推风府至大椎、颈部
膀胱经

↓

推前额至迎香

↓

摩腹

↓

擦肾俞、命门、涌泉

! 小偏方

吴茱萸、刺蒺藜各30克，夏枯草、茺蔚子各15克。上药水煎后去渣取汁200毫升，以1∶10比例兑入温水中，每日早晚泡脚2次，每次30分钟，连续1~2周。

慢性病用按摩来调理

1. 高血压

　　高血压常伴有头晕项强，耳鸣眼花，健忘失眠，心悸乏力等症状。推拿治疗的原则为平肝安神、滋阴潜阳，达到降血压和缓解症状的目的。

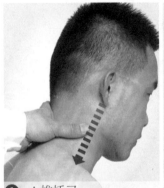
❶-A 推桥弓

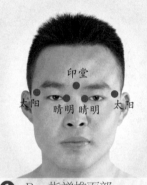
❶-B 一指禅推面部

手法 直推 一指禅推　**力度** 中

❶操作者自上而下推桥弓，先左后右。一指禅推法从印堂直线向上推到发际，往返4~5次；再从印堂沿眉弓至太阳，往返4~5次；然后从印堂到一侧睛明，绕眼眶治疗，两侧交替进行，每侧3~4次。

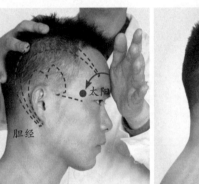
❷-A 揉额部

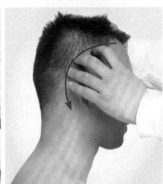
❷-B 扫胆经

手法 揉 扫散 抹 按　**力度** 中

❷用揉法在额部治疗，从一侧太阳至另一侧，往返3~4次；再用扫散法在头侧胆经循行部位，自前上方向后下方治疗，每侧20~30次。然后用抹法在前额及面部治疗，配合按睛明、太阳。

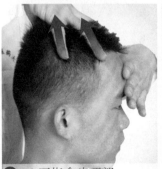
❸-A 五指拿头顶部

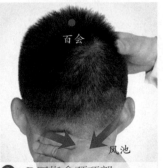
❸-B 三指拿颈项部

手法 拿 按　**力度** 中

❸在头顶部用五指拿法，至颈项部改用三指拿法，沿颈椎两侧拿至大椎两侧，重复3~4次，配合按拿百会、风池。

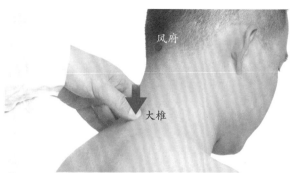

4-A 推风府至大椎

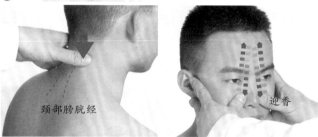

4-B 推颈部膀胱经　　**4-C 分推面部**

手法	力度
一指禅推 分推	中

❹用一指禅推法，从风府沿颈椎向下到大椎往返治疗；再在颈椎两侧膀胱经用一指禅推法往返治疗，时间约4分钟，最后回至面部用分推法，自前额至迎香往返操作2~3次。

手法	力度
摩 按揉	中

❺患者取仰卧位，操作者位于患者右侧，用摩法在腹部治疗，摩法按顺时针方向操作，腹部移动也按顺时针方向进行。在摩腹过程中配合按揉周围穴位。

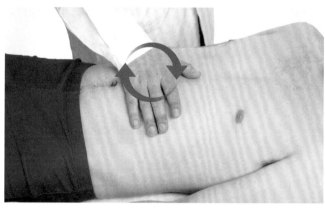

手法	力度
擦	中

❻横擦腰部肾俞、命门一线，以透热为度；直擦足底涌泉，以透热为度。

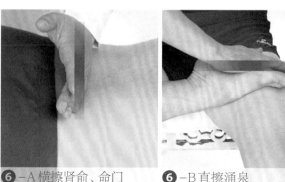

6-A 横擦肾俞、命门　　**6-B 直擦涌泉**

＋ 对症加减方

对于眩晕头痛，面红目赤，便秘尿赤，口苦，脉弦的肝阳上亢型患者，拟平肝息风、清脑降火，着重推桥弓，头部扫散法，加按肩髃、曲池、太冲，拿合谷，重振百会、大椎、腰阳关。

对于头晕头痛，头重脚轻，耳鸣健忘，五心烦热，心悸失眠的阴虚阳亢型患者，拟平肝潜阳、温肾壮阳，重用一指禅推或揉摩气海、关元、肾俞、涌泉。

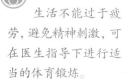
生活不能过于疲劳，避免精神刺激，可在医生指导下进行适当的体育锻炼。

按摩顺序

按背部脊椎两侧（重点胰俞）

一指禅推、按揉膀胱经
（膈俞至肾俞）

振大椎

擦膀胱经、肾俞、命门

按揉中脘、梁门、
气海、关元

振神阙、推上腹、小腹

擦胁肋部

按揉曲池

点按足三里、三阴交

擦涌泉

！ 小偏方

　　鲜牛胆1个，荞麦面20克，胆汁入面，拌湿为度，然后用纱布包住，敷于神阙穴上，外用胶布粘牢，一帖3天，连敷3个月。

2. 糖尿病

　　糖尿病是指以多饮、多尿、多食及消瘦、疲乏或者是尿甜为主要特征的综合病症。中医认为，本病的发生是由于素体阴虚、饮食失节和情志失调等引起阴虚燥热。推拿治疗原则为养阴清热、疏肝理气。

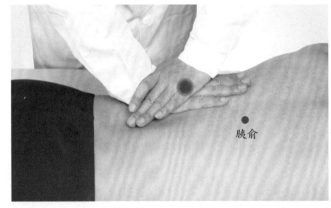

❶患者俯卧位，按背部脊椎两侧，时间约6分钟，重点在胰俞（第八胸椎棘突下旁开1.5寸）和局部压痛点。

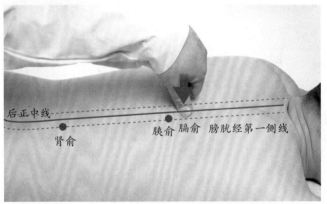

❷一指禅推膀胱经第一侧线，从膈俞至肾俞，往返操作8分钟。

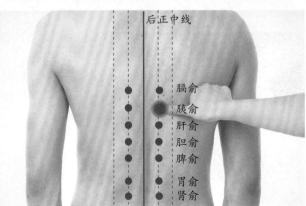

❸按揉膈俞、胰俞、肝俞、胆俞、脾俞、胃俞、肾俞、局部阿是穴（压痛点），重点在胰俞和局部阿是穴（压痛点），每穴3分钟，其余1分钟。

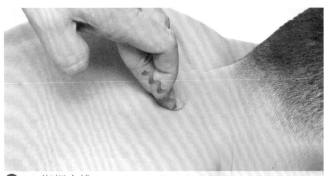

手法 振擦 力度 中

❹掌振或指振大椎1分钟，直擦背部膀胱经第一侧线，横擦肾俞、命门，以透热为度。

❹-A指振大椎

后正中线

膀胱经第一侧线

❹-B直擦膀胱经　❹-C横擦肾俞、命门

手法 按揉 振 推 擦 力度 中

❺患者仰卧位，一指禅推或以指按揉中脘、梁门、气海、关元，每穴2分钟。掌振神阙1分钟。掌平推上腹部、小腹部，约5分钟。擦两胁肋部，以透热为度。

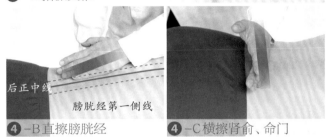

气海
关元　神阙　中脘　梁门

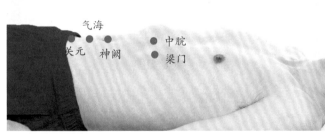

手法 按揉 点 擦 力度 中

❻以手指按揉肘关节处曲池1分钟，点或按足三里、三阴交，每穴2分钟，用力均以酸胀为度。擦涌泉（见171页），以透热为度。

曲池

足三里

三阴交

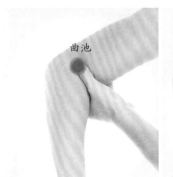

❻-A按揉曲池　❻-B点按足三里、三阴交

对症加减方

对于烦渴多饮，多食善饥，形体消瘦，舌燥唇红，大便秘结，舌边淡红，苔黄，脉数者，加按揉肺俞、鱼际和足三里。

对于小便频数、量多、尿色浑浊，口舌咽干，腰膝无力，头晕失眠，舌红少苔，脉细数者，加按揉太溪、照海、三阴交、阴陵泉。

对糖尿病酮症酸中毒患者，不宜推拿治疗。

患者要进行适当的体育锻炼，避免感冒。进行适量的饮食控制，饮食控制可随症情的好转而变化。

按摩顺序

一指禅推任脉、脾经、胃经

↓

揉腹部

↓

按揉中脘、气海、关元、
中极、天枢

↓

振颤小腹

↓

拿揉下肢三阴经、三阳经

↓

点按阴陵泉、丰隆、
足三里、三阴交、太冲

↓

搓膀胱经、擦腰部

↓

点按膈俞、肾俞、脾俞、肝俞

↓

叩击膀胱经

↓

拿手臂三阴经、三阳经

↓

点按内关、手三里、曲池

> **! 小偏方**
>
> 干荷叶60克，生
> 山楂、生薏米各10克，
> 花生叶15克，橘皮5
> 克，茶叶60克，以上
> 6味研为细末，用沸
> 水冲泡代茶饮。

3. 高脂血症

高脂血症是指由于各种原因导致的血浆中胆固醇或甘油三酯水平升高，可直接引起一些严重危害人体健康的疾病，如动脉粥样硬化、冠心病、胰腺炎等。本病多见于中老年人，男性多于女性，体胖者多于体瘦者。

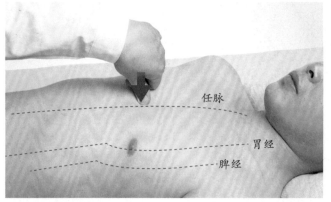

手法	力度
一指禅推 揉	中

❶患者仰卧位，操作者以一指禅推法作用于腹部任脉、脾经、胃经，约3分钟。顺时针掌揉全腹3分钟。

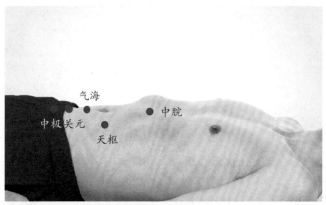

手法	力度
按揉 点 拿 振	中

❷按揉中脘、气海、关元、中极，每穴1分钟，中指点按中脘、天枢各30秒，提拿腹部数次，以患者能耐受为度。振颤小腹1分钟。

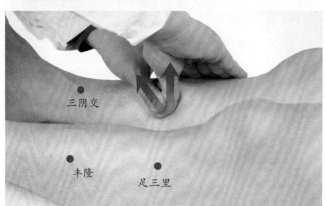

手法	力度
拿揉 点按	中

❸双手拿揉下肢三阴经(内侧)、三阳经(外侧)，由大腿至踝部，各4~5遍，再点按阴陵泉（见194页）、丰隆、足三里、三阴交、太冲（见185页），每穴30秒。

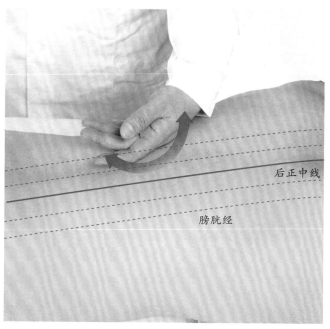

手法 滚擦 **力度** 中

❹患者俯卧位，操作者以擦法作用于膀胱经，3~4分钟。掌擦法横擦腰部，以透热为度。

后正中线

膀胱经

脘腹胀满、食后尤甚，大便溏薄，神倦乏力，少气懒言，面色苍白或萎黄等，加：①按揉脾俞、胃俞，每穴1分钟；②一指禅推建里、足三里，每穴2分钟。

情志抑郁，急躁易怒，喜叹息，胸胁少腹胀闷或窜痛，加按揉肝俞、胆俞、章门、期门，每穴1分钟。

手法 点按击 **力度** 中

❺点按膈俞、肾俞、脾俞、肝俞，每穴30秒；叩击膀胱经各3遍。

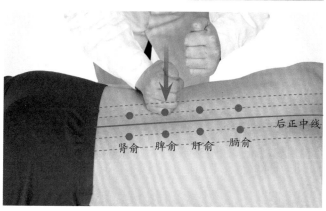

后正中线

肾俞 脾俞 肝俞 膈俞

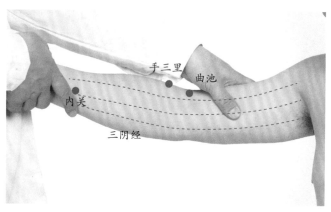

手法 拿捏 点按 **力度** 中

❻患者坐位，操作者以拿法沿手臂三阴经（内侧）、三阳经（外侧）循行方向拿捏双上肢，每条经脉各3~5遍。点按内关、手三里、曲池，每穴30秒。

手三里 曲池

内关

三阴经

按摩顺序

摩腹

↓

提拿中脘、气海

↓

抄拿腹部肌肉

↓

擦肩、背、腰骶部

↓

捏拿、按揉四肢肌肉

↓

按揉、弹拨合谷、
足三里、丰隆

4. 肥胖症

中医认为，肥胖症是由暴饮暴食、过食肥甘，脾胃运化功能失常，痰湿积聚体内所致。推拿治疗的原则是健运脾胃、祛化痰湿。

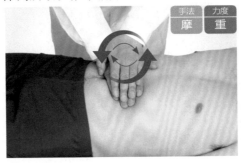

❶患者仰卧，操作者站在一侧，单掌或叠掌置脐上，顺、逆时针方向，环行从小到大，再从大到小，稍用力各摩腹5分钟。

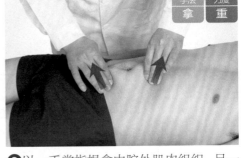

❷以一手掌指提拿中脘处肌肉组织，另一手提拿气海处肌肉组织，提拿时宜面积大，力量深沉。反复操作20~30次。

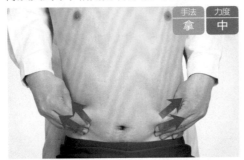

❸患者坐位，操作者站其后，双掌从其双胁下抄拿腹部肌肉，一拿一放，并渐次向上向下操作，反复进行20次。

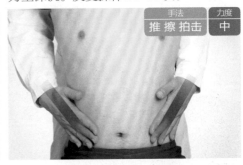

❹双掌自胁下向腹部用力推擦，以热为度。掌擦肩、背、腰骶部，以热为度，并以虚掌从上向下拍击1~3分钟。

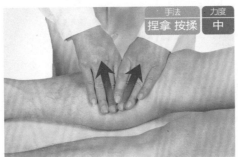

❺患者卧位，操作者捏拿、按揉四肢部肌肉，各部位以适量为宜。

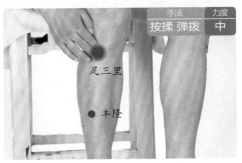

足三里

丰隆

❻按揉并弹拨合谷（虎口处）、足三里、丰隆各1分钟。

！ 小偏方

山楂片、决明子（捣碎）各15克，菊花6克，放入杯内，每日1次代茶饮。可以平肝清热，消积化瘀。

5. 慢性胃炎

慢性胃炎的发生，与急性胃炎迁延不愈、长期服用刺激性食物和药物，或鼻、口、咽部慢性感染有关。推拿治疗原则为调理中气、和胃降逆。

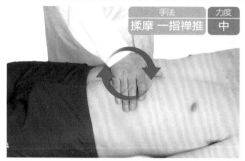

手法 揉摩 一指禅推　力度 中

❶患者仰卧位，操作者立其右侧，在胃脘部先揉摩15分钟。接着，在中脘用一指禅推法5分钟。

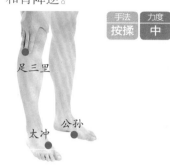

手法 按揉　力度 中

足三里
太冲　公孙

❷分别按揉足三里、公孙、太冲，每穴1分钟。

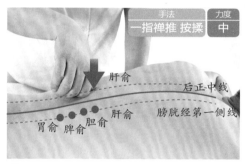

手法 一指禅推 按揉　力度 中

肝俞
后正中线
胃俞 脾俞 胆俞 肝俞　膀胱经第一侧线

❸患者俯卧位，操作者立其右侧，在肝俞、胆俞、脾俞、胃俞上分别施以一指禅推法或按揉法，每穴1分钟。

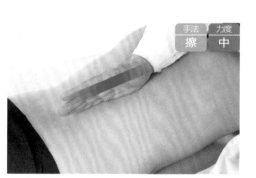

手法 擦　力度 中

❹用小鱼际擦法，擦热上述诸穴。

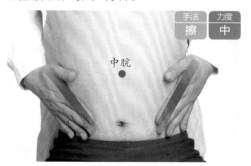

手法 擦　力度 中

中脘

❺患者坐位，操作者立其身后，用掌擦法同时擦患者的两胁肋部，以透热为度。

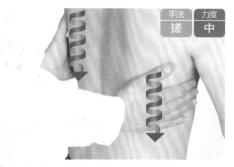

手法 搓　力度 中

❻擦热后，自上而下地搓两胁肋部，反复3~5遍。

按摩顺序

揉摩胃脘部

⬇

一指禅推中脘

⬇

按揉足三里、公孙、太冲

⬇

按揉肝俞、胆俞、脾俞、胃俞

⬇

擦、搓胁肋部

> **! 小偏方**
>
> 取生姜200克，醋250毫升，密封浸泡，每次空腹服10毫升，每日1次。

按摩顺序

一指禅推心俞至膈俞

⬇

按至阳

⬇

拍肩背部

⬇

按揉内关

⬇

推胸上部，经肩前至上肢内侧

⬇

揉搓心前区

⬇

拿揉上肢内侧肌肉

⬇

点按极泉

> ❗ **小偏方**
>
> 　　心绞痛发作，手头无药物可治时，可用拇指指甲掐患者中指指甲根部，让患者有明显疼痛感，亦可一压一放，坚持5分钟左右，冠状动脉粥样硬化性心脏病（冠心病）可缓解。

6. 冠心病

　　冠心病好发于40岁以上的中老年人。本病属于中医学的胸痹、真心痛等范畴，多因年事已高，肾气日虚；饮食不节，痰浊内生；肝郁气滞，心血瘀阻等引起。推拿治疗该病症的原则是行气活血，宽胸理气。

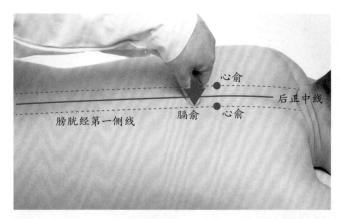

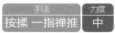
手法 按揉 一指禅推　力度 中

❶患者坐或俯卧，操作者用拇指按揉或一指禅推法从心俞推至膈俞1~3分钟。

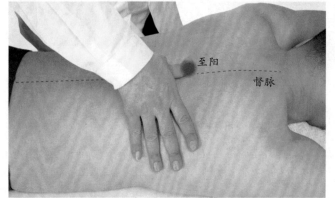
手法 按　力度 中

❷对心绞痛剧者，加按至阳（背部正中线，第七、八胸椎棘突之间）1~3分钟。

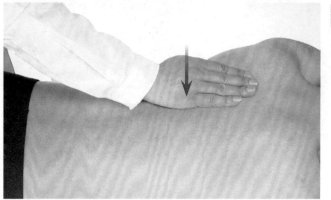
手法 拍　力度 轻

❸操作者以空掌拍打患者肩背部1分钟，手法要轻柔适当。

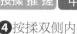

❹按揉双侧内关各1分钟。患者仰卧,操作者用手掌置患者胸上部,经肩前至上肢内侧做推法左右各10次,然后以掌在心前区快速揉搓3~5分钟。

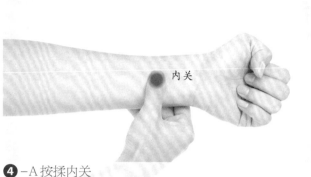

❹-A 按揉内关

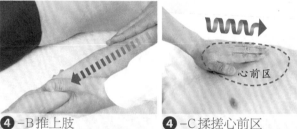

❹-B 推上肢　　❹-C 揉搓心前区

❺拿揉上肢内侧肌肉3~5次。

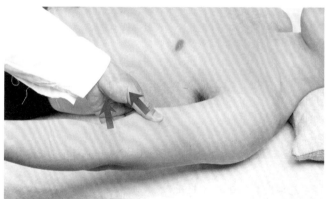

❻以拇指或中指点按极泉1分钟。

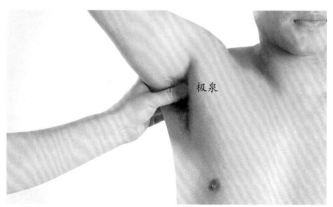

对症加减方

　　胸闷气短,心悸,面色苍白,四肢厥冷,加:①提拿上背部两侧膀胱经部位3分钟,重点在心俞;②嘱患者坐位上体微前倾,操作者立于患者右侧,在背部两侧膀胱经和中间督脉施以擦法,以透热为度;③拿双侧肩井1分钟;④患者仰卧位,操作者面向患者立其右,在膻中、鸠尾施以一指禅推法,每穴1分钟;⑤掌振膻中2分钟。

　　冠心病常于夜间发作,故每晚睡前可轻拍心前区20~30次,点按极泉、内关各1~3分钟,以作为预防。

按摩顺序

按揉天突、膻中、丰隆

一指禅推定喘、肺俞

一指禅推中脘、气海

摩腹

按揉肺俞、脾俞、肾俞

捏脊

擦脊柱及背部膀胱经第一侧线

发作期

缓解期

> **! 小偏方**
>
> 生姜10克，白萝卜250克，红糖30克，放入适量水中煎服；或将10克生姜捣碎，加适量蜂蜜，饭后用开水冲服。

7. 慢性支气管炎

慢性支气管炎是气管、支气管壁的慢性炎症。其病理特点是支气管腺体增生、黏液分泌增多，临床表现有连续两年以上，每年持续三个月以上的咳嗽、咳痰。本病病理进展缓慢，常有急性发作。推拿治疗该病的原则是调理气血、理气散瘀。

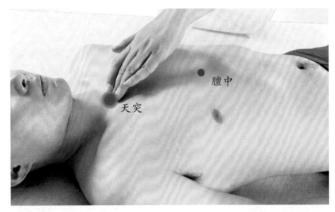

手法 按揉 **力度** 中

发作期：❶患者仰卧，操作者坐其体侧，用中指分别按揉天突、膻中，每穴1分钟。

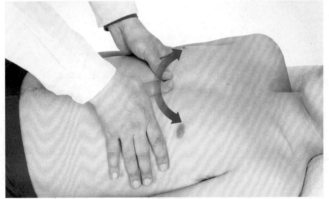

手法 抹 按揉 **力度** 中

❷用双手拇指分抹法沿肋间隙自上而下，由内往外治疗，反复3遍；拇指按揉丰隆（外踝尖上8寸）2分钟。

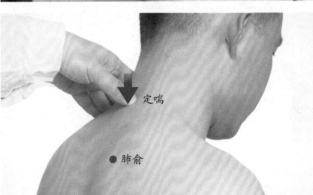

手法 一指禅推 **力度** 中

❸患者坐位或俯卧位，操作者坐其体侧，用一指禅推法施治于定喘、肺俞，每穴2分钟。

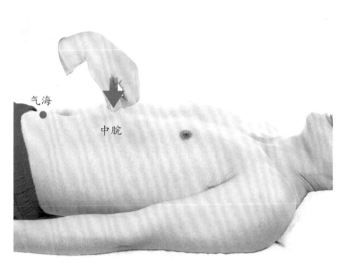

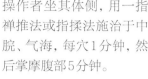
手法 揉 摩 | 力度 中

缓解期：❶患者仰卧位，操作者坐其体侧，用一指禅推法或指揉法施治于中脘、气海，每穴1分钟，然后掌摩腹部5分钟。

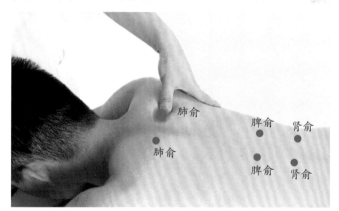

手法 一指禅推 按揉 捏 | 力度 中

❷患者俯卧位，操作者坐其体侧，用一指禅推法或按揉法分别施治于肺俞、脾俞、肾俞，每穴1分钟。捏脊3~5遍。

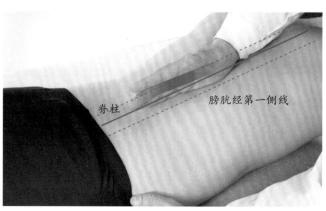

手法 擦 | 力度 中

❸在背部脊柱及背部膀胱经第一侧线分别用小鱼际擦法，至透热为止。

＋ **对症加减方**

咳嗽痰多，痰白易咳，胸脘痞闷，舌质淡，苔白腻，采用基本手法加：①横擦背部，以热为度；②按拿双侧尺泽、内关各1分钟；③重拿肩井10~15次；④点按膻中、内关各1分钟。

咳喘气急，痰黏稠，色黄，咽干或痛，口鼻气热，胸闷不舒，采用基本手法加：①按揉风池、曲池、合谷各1分钟；②点按膻中1分钟；③擦搓胸胁1~3分钟；④食、中、拇指三指拿揉颈椎棘突两侧肌肉，往返5~6遍。

按摩顺序

擦上臂内侧至前臂

↓

按揉尺泽、曲池、手三里、合谷

↓

擦腕部、手掌和手指

↓

按揉大腿前、内侧向下至踝关节及足背部

↓

摇髋关节、膝关节、踝关节

↓

拿揉、搓揉下肢
（重点风市、伏兔、膝眼、阳陵泉、解溪、悬钟、昆仑、太溪）

↓

击下肢

> **! 小偏方**
>
> 桃仁（去皮去尖）放白酒内浸泡7日，晒干研为细末，以蜂蜜调匀为丸，日服2次，每次10克，以开水送服。

8. 半身不遂

　　半身不遂指一侧上下肢、面肌和舌肌下部运动障碍。轻度患者虽然尚能活动，但走路时往往上肢屈曲，下肢伸直，瘫痪的下肢走一步划半个圈。中医认为，气血运行不畅，脉络痹阻或肝阳偏亢导致本病，推拿治疗原则为舒筋通络。

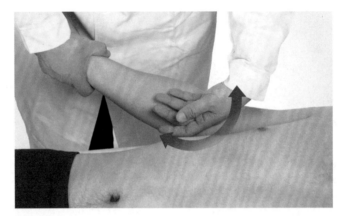

手法	力度
擦	中

❶患者取仰卧位。用擦法自患侧上臂内侧至前臂进行操作，肘关节及其周围为重点治疗部位。

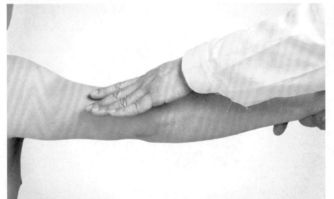

手法	力度
按揉	中

❷在进行手法的同时，配合患肢外展和肘关节伸屈的被动活动，按揉尺泽（见153页）、曲池（见128页）、手三里（见128页）、合谷（见128页）。

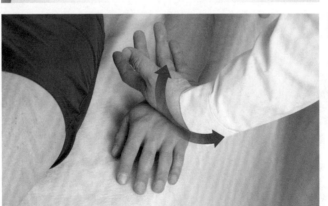

手法	力度
擦捻	中

❸在患肢腕部、手掌和手指用擦法治疗，同时配合腕关节及指间关节伸屈的被动活动，手指关节可配合捻法，时间5~10分钟。

手法	力度
按揉 摇 扳压	中

❹由大腿前、内侧向下至踝关节及足背部实施掌按揉；对髋关节、膝关节、踝关节进行伸屈活动，对各关节进行摇转，扳压各关节，特别是踝关节。

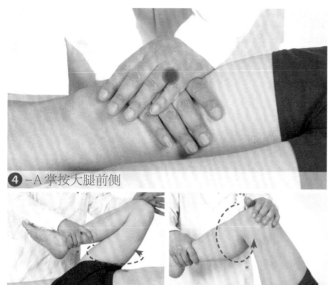

❹-A 掌按大腿前侧

❹-B 摇髋关节

❹-C 摇膝关节

手法	力度
拿揉 搓	中

❺对下肢前侧、内侧、外侧及后侧，特别是患侧，进行拿揉法3~5分钟；重点在风市、伏兔、内外膝眼、阳陵泉、解溪、悬钟、昆仑和太溪；再施搓揉法，反复3~5遍。

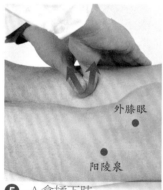

外膝眼

阳陵泉

❺-A 拿揉下肢

太溪

❺-B 拿揉太溪

手法	力度
击	中

❻由近端向远端对掌击打下肢，使整个下肢发胀和发热。

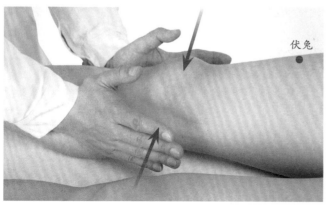

伏兔

按摩顺序

一指禅推气海、关元、中极

摩小腹

一指禅推背部膀胱经
（重点脾俞、肝俞、肾俞）

按揉肝俞、脾俞、肾俞

按揉三阴交

按揉太冲、太溪

 小偏方

莲藕数段，切成片，放烈日下晒干，于铁锅中文火炒至微黄，研磨成细粉备用。每次取1小勺，用黄酒送服，每日早、中、晚各1次。

为感情加分的夫妻按摩

1. 月经不调

月经不调主要是指女性的月经周期、经量、经色、经质发生异常改变和（或）伴有其他症状的一种疾病。推拿治疗原则是调和脏腑、益气活血。

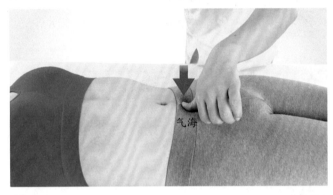

手法	力度
一指禅推 揉	中

❶患者仰卧位，操作者坐于一侧。先用一指禅推法或揉法操作于气海、关元（见174页）、中极（见174页），每穴1分钟。

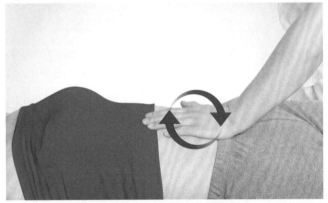

手法	力度
摩	中

❷用掌摩法顺时针方向摩小腹6~8分钟。

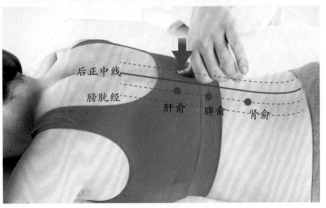

手法	力度
一指禅推	中

❸患者俯卧位，一指禅推法施术于背部两侧膀胱经，重点在肝俞、脾俞、肾俞，时间3~5分钟。

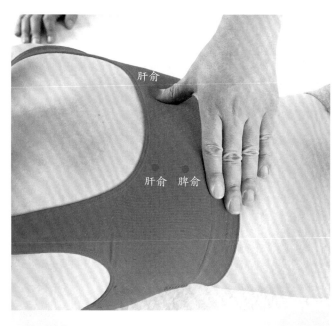

肝俞

肝俞　脾俞

| 手法 | 力度 |
| 按揉 | 中 |

❹用按揉法在肝俞、脾俞、肾俞操作，每穴1分钟。

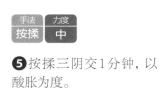

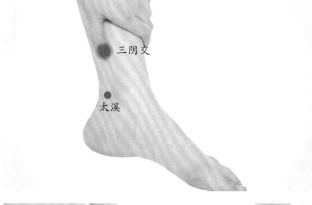

三阴交

太溪

| 手法 | 力度 |
| 按揉 | 中 |

❺按揉三阴交1分钟，以酸胀为度。

| 手法 | 力度 |
| 按揉 | 中 |

❻患者仰卧位，操作者用手指按揉太冲、太溪，每穴1分钟，以酸胀为度。

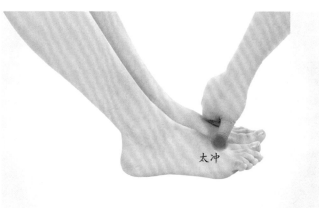

太冲

对症加减方

月经先期，量多，色深红或紫，质浓，烦躁不安，舌红苔黄，加：①拇指按揉施术于大敦、行间、解溪、血海等穴，每穴1分钟；②用拇指或食指、中指按揉肝俞、胃俞、大肠俞，时间3~6分钟。

月经先期或先后不定，量多，色淡红，质稀薄，肢体倦怠，面色苍白，脉弱无力，加：①按揉法施术于膻中、足三里、血海，每穴1分钟；②用掌擦法施术于脾胃投影区，以透热为度。

按摩顺序

揉、摩乳根、膻中

按揉中脘、天枢、气海

摩胃脘部及腹部

一指禅推背部膀胱经

按揉肝俞、脾俞、胃俞

按揉风池至大椎

拿风池、肩井

点按天宗、曲池、内关

> **! 小偏方**
>
> 香附（细末）30克，麝香0.6克研匀，加蒲公英60克。煎酒去渣，以酒调药，热敷患处。

2. 乳腺增生

乳腺增生是青中年妇女的常见病和多发病，病程较长，它的特点是单侧或双侧乳房疼痛并出现肿块，少数病例可发生癌变。中医认为，该病多由郁怒伤肝，思虑伤脾，冲任失调所致。推拿治疗原则为疏通经脉，疏肝理脾。

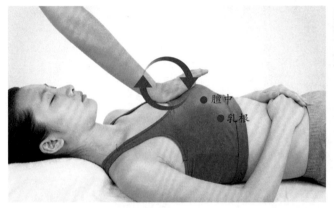

手法	力度
揉 按 摩	中

❶患者仰卧位，操作者轻轻用揉、摩法施术于乳房及周围的乳根、膻中，约2分钟。然后按揉中脘、天枢、气海，每穴1分钟。

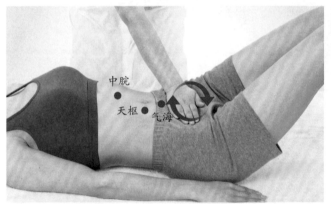

手法	力度
摩	中

❷顺时针摩法施术于胃脘部及腹部，各5分钟。

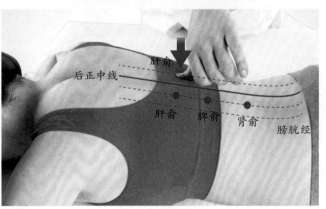

手法	力度
一指禅推	中

❸患者俯卧位，操作者用一指禅推法沿背部膀胱经反复操作。

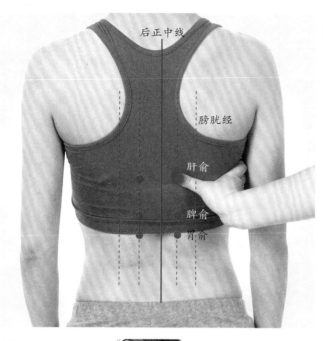

手法 按揉 ｜ 力度 中

❹用拇指按揉法施术于肝俞、脾俞、胃俞，每穴2分钟，以酸胀为度。

局部有肿块，情志抑郁，食欲不振，或胸闷、头晕，苔薄白，脉弦滑，加：①按揉小腿内侧胫骨后缘约5分钟；②点按阴陵泉、蠡沟、太冲，每穴约1分钟。

月经失调，痛经，女性内分泌紊乱、功能性子宫出血等，加：①按揉肾俞、丰隆、足三里、三阴交，每穴约1分钟；②横擦腰骶部，以透热为度。

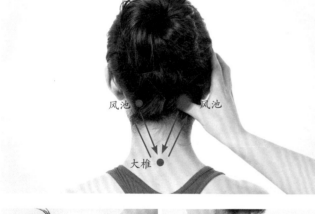

手法 按揉 ｜ 力度 中

❺患者坐位，操作者先按揉风池，再沿颈椎两侧向下到大椎两侧，往返按揉30遍。

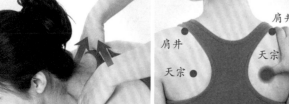

❻-A 拿肩井

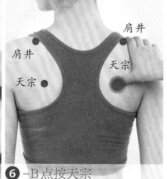

❻-B 点按天宗

手法 拿 点按 ｜ 力度 中

❻拿风池、肩井，点按天宗、曲池（屈肘成直角，在肘弯横纹尽头处）、内关（掌侧腕横纹上3横指处，两条索状筋之间），每穴30秒。

治疗乳腺增生时，操作者要先清洗双手及患者乳房部，手法宜轻快柔和，切忌在硬结部位暴力揉搓。病情严重时，还当配合抗感染等其他疗法。

按摩顺序

揉、摩乳房及乳根、天溪、
食窦、屋翳、膻中

↓

振乳房上部

↓

按揉中脘、气海、关元

↓

摩胃脘部及下腹部

↓

一指禅推肝俞、脾俞、胃俞

↓

擦督脉和背部膀胱经

3. 产后缺乳

　　产后缺乳是指产后乳汁分泌不足，甚至全无，不能满足婴儿生长发育的需要。产后1周内，由于分娩失血，出现暂时的乳汁缺少为正常现象，当机体气血恢复后，乳汁会很快充盈并泌出。推拿治疗原则是健脾养血，疏肝理气。

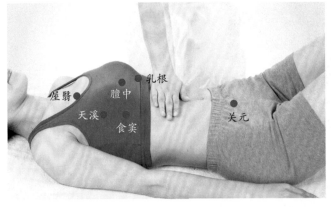

手法	力度
揉 摩	中

❶患者仰卧位，操作者轻轻用揉、摩法施术于乳房及周围的乳根、天溪、食窦、屋翳、膻中，约6分钟。

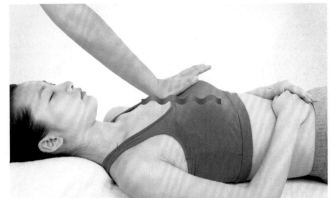

手法	力度
振	轻

❷手掌轻按乳房上部或两侧，施以振法2分钟。

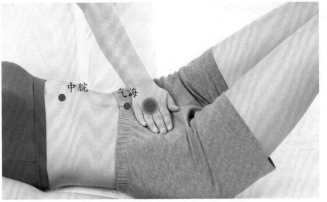

手法	力度
按揉	中

❸按揉中脘、气海、关元，每穴2分钟。

> **! 小偏方**
>
> 　　猪蹄4只或蹄髈1只，通草2克。一起加水充分煎煮，食肉喝汤。

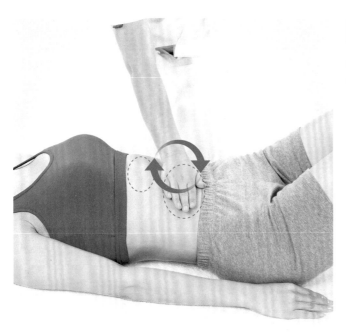

手法	力度
摩	中

❹顺时针摩法施术于胃脘部及下腹部,约5分钟。

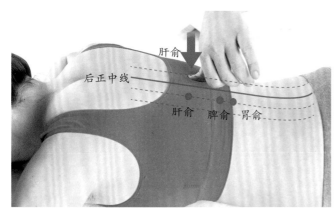

手法	力度
一指禅推 按揉	中

❺患者俯卧位,操作者用一指禅推法或拇指按揉法施于肝俞、脾俞、胃俞,每穴2分钟。

后正中线 肝俞
肝俞 脾俞 胃俞

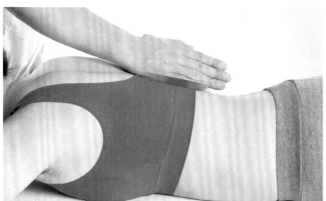

手法	力度
擦	中

❻用小鱼际擦法或掌擦法擦背部督脉和背部膀胱经,均以透热为度。

＋ 对症加减方

乳少或无,乳汁清稀,乳房柔软,无胀痛感,面色无华,心悸气短,加:①按揉内关、合谷、血海、足三里、悬钟、三阴交、太冲,每穴约1分钟;②捏脊7~10遍。

乳汁不行,乳房胀硬且痛,胸胁胀满,食欲减退,甚则恶寒发热,舌苔薄黄,加:①按揉肝俞、阳陵泉、悬钟、三阴交、行间、太冲,每穴约1分钟;②擦涌泉,横擦八髎,均以透热为度。

按摩顺序

揉背部两侧膀胱经
（重点肝俞、脾俞、胃俞）

⬇

按揉肝俞、胃俞、少泽、合谷

⬇

摩、揉患乳部

⬇

抹腋下、锁骨下、胸骨旁、
肋缘至乳晕

⬇

推、拿乳晕、乳头

⬇

捏拿胸大肌、背阔肌，
弹拨肌腱

⬇

搓腋窝条索状物

⬇

按揉膻中

⬇

搓擦两胁肋部

！ 小偏方

　　蒲公英、菊花各适量，一起捣烂成泥，敷患处，每日1次，3日为1个疗程，能缓解乳腺炎症状。

4. 急性乳腺炎

　　急性乳腺炎一般发生在女性的哺乳期，初产妇尤为多见。本病多因外感风热、邪毒壅盛；或露乳伤风，儿吮口吹等因素导致乳汁郁积，败乳蓄久成脓。推拿在临床上多用于早期患者，主要治疗原则为行气通络。

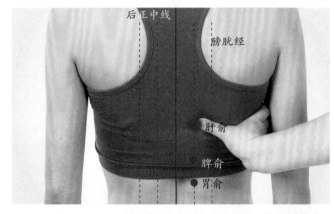

手法 揉按　力度 中

❶患者坐位，操作者立于其后，以指揉法操作于其背部两侧膀胱经，往返5次，继而重点按揉肝俞、脾俞、胃俞。

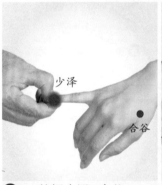
❷–A 按揉少泽、合谷

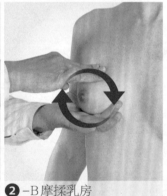
❷–B 摩揉乳房

手法 按揉 摩　力度 中

❷患者正坐，先按揉肝俞、胃俞、少泽、合谷各1分钟。施摩、揉法于患乳部1~3分钟；继以一手托乳房，另一手在肿块周围边推边绕并逐渐由肿块周围逐渐向中央移动。

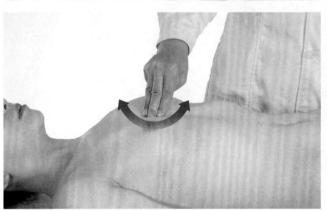

手法 抹　力度 轻→重

❸以三指掌面先后从患者腋下、锁骨下、胸骨旁和肋缘上紧贴皮肤顺抹至乳晕部，顺抹手法先轻后重，每一方向重复5~7次，顺抹时可见乳汁流出。

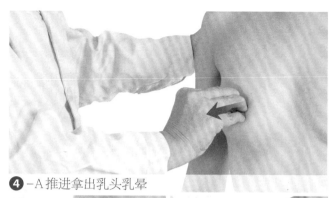

④-A 推进拿出乳头乳晕

④-B 捏住乳头

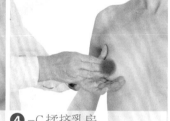

④-C 揉挤乳房

手法	力度
拿揉	轻→重

❹操作者以五指指尖作聚拢状，使乳头稍翘起，用手指螺纹面松弛地抓住乳晕乳头部，反复推进拿出8~10次，此时随乳汁可排出凝结的粒样堵塞物。另一方法是一手捏住乳头，另一手由乳房逐渐向肿块挤至乳头，两手配合边揉边挤，由轻到重，由浅入深，反复多次直到乳汁和脓液排出排净。

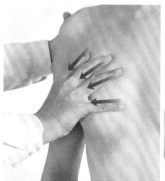

⑤-A 捏拿胸大肌

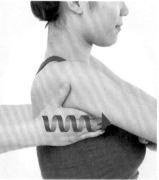

⑤-B 搓腋窝条索状物

手法	力度
捏拿 弹拨 搓	中

❺操作者以拇、食、中指捏拿胸大肌和背阔肌，且用力弹拨肌腱各3次。并在腋窝搓动条索状物，以患者指掌感觉麻木为度。

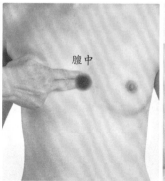

膻中

⑥-A 揉膻中

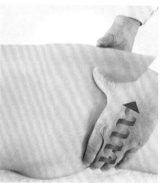

⑥-B 搓擦两胁肋

手法	力度
按揉 搓擦	中

❻双指按揉膻中1分钟；双掌搓擦患者两胁肋部3~5分钟。

对症加减方

发热持续，乳肿增大，硬结中央渐软，按之有波动感者，采用基本手法加：①以牛角梳轻梳擦乳部，自外向内操作3~5分钟；②点按双侧曲池各1分钟；按揉、弹拨足三里1~3分钟；③点按太冲、行间各1分钟，以掌从乳上方沿上臂内侧向手指方向推擦各10~15次。

恶寒、发热、口干、烦躁者，采用基本手法加：①点按双侧风池各1分钟；②按揉大椎1分钟，并施局部擦法，以热为度；③拿肩井部位肌肉10~15次；④从上向下推脊背至尾骶，以热为度；⑤搓擦双侧涌泉各1~3分钟。泡洗双足后操作，效果尤佳。

按摩顺序

揉前额

抹前额、眼眶、鼻翼两旁

按揉太阳、百会

揉膻中、中脘、气海、关元

摩胃脘部及下腹部

拿风池、项部、头五经、肩井

一指禅推厥阴俞、膈俞、肝俞、脾俞、肾俞、命门

推背部督脉、背部膀胱经第一侧线

擦肾俞、命门

> **！ 小偏方**
>
> 　　将香附12克，枳实10克，葱白30克，樟脑3克，一起研磨成细粉，再用蜂蜜或者是鸡蛋清搅拌成膏状，敷贴在心俞、中脘处。每日1次。

5. 更年期综合征

　　更年期综合征是指女性在绝经前后因卵巢功能减退、雌性激素水平下降引起的神经系统功能紊乱和代谢障碍为主的一系列综合征。大部分都能自行缓解，严重的会影响生活和工作。推拿治疗的原则是理气和血、调整阴阳。

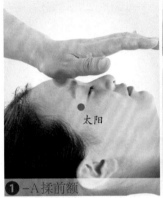

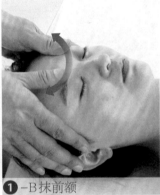

❶-A 揉前额　　❶-B 抹前额

手法	力度
一指禅推 按揉 抹	中

❶用一指禅推法或大鱼际揉法施于前额部5分钟；用分抹法施于前额、眼眶及鼻翼两旁5~10次；拇指按揉太阳、百会各约1分钟。

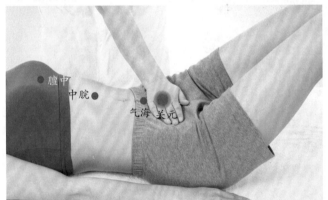

手法	力度
揉	中

❷用掌揉法分别施治于膻中、中脘、气海、关元，每穴2~3分钟。

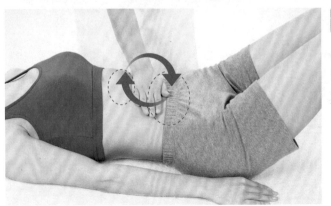

手法	力度
摩	中

❸用顺时针摩法施于胃脘部及下腹部，分别为5分钟左右。

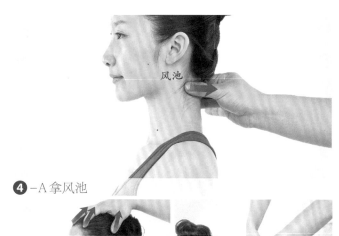

④-A 拿风池

④-B 拿头五经　　④-C 拿肩井

手法	力度
拿	中

❹拿风池及项部2分钟；拿头五经5~10次；拿肩井5~10次。

手法	力度
一指禅推 按揉	中

❺用一指禅推法或拇指按揉法施于厥阴俞、膈俞、肝俞、脾俞、肾俞、命门，每穴约1分钟。

厥阴俞　膈俞　肝俞

后正中线

厥阴俞　膈俞　肝俞　脾俞　肾俞

肾俞
命门

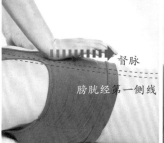

督脉

膀胱经第一侧线

❻-A 推督脉、膀胱经

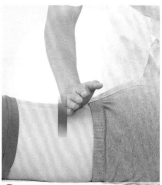

❻-B 横擦肾俞、命门

手法	力度
推擦	中

❻用掌根推背部督脉和背部膀胱经第一侧线，横擦肾俞、命门，以透热为度。

对症加减方

　　头晕目眩、容易疲劳、肢体麻木、口燥咽干、失眠多梦、腰膝酸痛、耳鸣，加：①指按揉志室、血海、阴陵泉、三阴交、太溪、太冲各30秒；②推两侧桥弓各15次。

　　心烦失寐、心悸不安、眩晕、耳鸣、健忘等，加：①指按揉通里、内关、合谷、心俞、血海、三阴交、太溪各30秒；②擦涌泉，以透热为度。

　　形寒肢冷、面色苍白、腰膝酸软、腹中冷痛、久泻久痢、小便不利、肢体水肿，或见小便频数，或夜尿频多，加：①揉天枢、曲池、足三里各30秒；②横擦八髎，以透热为度。

按摩顺序

点按肝俞、脾俞、肾俞、八髎

⬇

点按关元、气海、归来

⬇

点按血海、阴陵泉、三阴交

⬇

摩小腹部

⬇

擦督脉、八髎

⬇

整脊

！ 小偏方

白芥子研细末备用，取0.5~1克，加入等量面粉，用沸水调匀，制成饼状，趁热敷脐上，用胃安膏固定。于月经来潮前5日贴第1次，月经始潮或感腹痛时贴第2次，一般贴3个小时即可揭去药膏。2个月经周期为1个疗程。

6. 痛经

中医认为，痛经是因气血运行不畅所致。因月经为血所化，血随气行，气充血沛，则经行通畅，自无疼痛之苦。推拿治疗原则为行气活血。

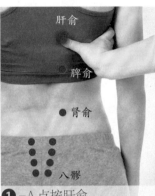

❶-A 点按肝俞

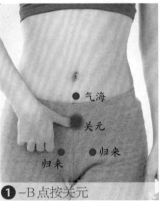

❶-B 点按关元

手法	力度
点按	中

❶点按肝俞、脾俞、肾俞、八髎、关元、气海、归来，每穴1分钟。

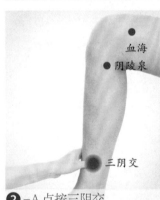

❷-A 点按三阴交

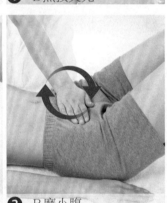

❷-B 摩小腹

手法	力度
点按 摩	中

❷点按血海、阴陵泉、三阴交，每穴1分钟。摩法施于小腹部，时间约3分钟。

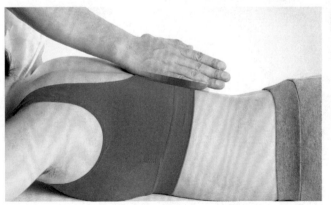

手法	力度
擦	中

❸直擦背部督脉及横擦腰骶部八髎，以透热为度。棘突偏歪及轻度压痛，整脊。

7. 阳痿

　　阳痿多因房事不节，手淫过度，命门火衰；或忧思惊恐，七情过极；或嗜酒肥甘，湿热下注等原因引起。推拿治疗原则是滋补肾阳、补中益气。

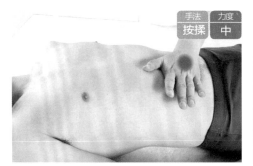

| 手法 | 力度 |
| 按揉 | 中 |

❶用掌根按揉神阙(脐中)，以脐下有温热感为度，手法宜柔和深沉，时间约3分钟。

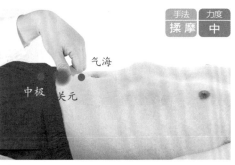

| 手法 | 力度 |
| 揉摩 | 中 |

气海　中极　关元

❷指揉气海、关元、中极，每穴1分钟。在气海、关元处用掌摩法操作3~5分钟。

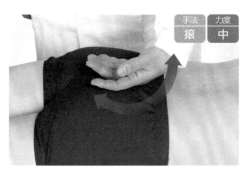

| 手法 | 力度 |
| 擦 | 中 |

❸患者俯卧，操作者用擦法在其腰骶部操作3~5分钟。

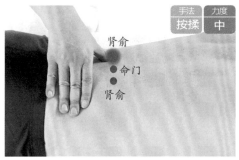

| 手法 | 力度 |
| 按揉 | 中 |

肾俞　命门　肾俞

❹以指按揉肾俞、命门各1分钟，使其有酸胀得气感。

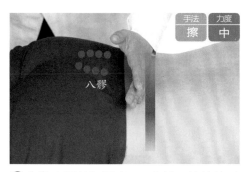

| 手法 | 力度 |
| 擦 | 中 |

八髎

❺点按八髎并加揉摩3~5分钟。擦法施于腰骶部。

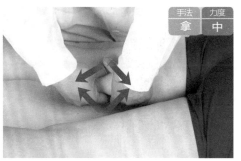

| 手法 | 力度 |
| 拿 | 中 |

❻拿法操作于大腿内侧肝经循行部位。

按摩顺序

按揉神阙

揉气海、关元、中极

擦腰骶部

按揉肾俞、命门

点按、揉摩八髎

擦腰骶部

拿大腿内侧肝经循行部位

！ 小偏方

　　小茴香、炮姜各5克，共研为末，加入适量食盐，用蜂蜜调成糊状，敷于脐上，外加胶布固定，3~5日更换1次。

按摩顺序

按揉神阙
↓
揉气海、关元、中极
↓
擦腰骶部
↓
按揉肾俞、命门
↓
点按、揉摩八髎
↓
擦腰骶部、八髎
↓
拿大腿内侧肝经循行

> **! 小偏方**
>
> 　　露蜂房、白芷各10克，共研细末，用醋调成稀糊状，临睡前敷神阙穴上，外用纱布覆盖，胶布固定，每日或隔天敷药1次，连用3~5次，一般用药5~7日可见效。具有补肾固精、收敛止泄之效。

8. 早泄

　　一般认为，阴茎插入阴道前即出现射精，或在进入阴道后不到1分钟或阴茎在阴道内抽动不足15次即射精者，称为早泄。推拿治疗原则是滋补肾阳，补中益气。

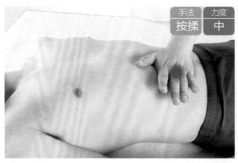

手法 按揉　力度 中

❶用掌根按揉神阙（脐中），以脐下有温热感为度，手法宜柔和深沉，时间约3分钟。

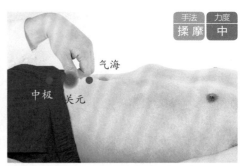

手法 揉 摩　力度 中

气海　中极　关元

❷揉气海、关元、中极，每穴1分钟。再在气海、关元处用掌摩法操作3~5分钟。

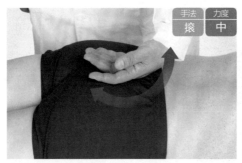

手法 擦　力度 中

❸患者俯卧，操作者先用擦法在其腰骶部操作3~5分钟，重点操作部位为八髎。

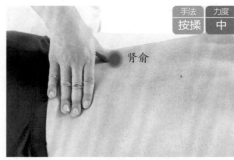

手法 按揉　力度 中

肾俞

❹以指按揉肾俞、命门各1分钟。

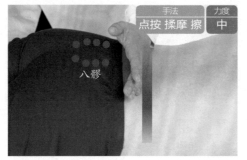

手法 点按 揉摩 擦　力度 中

八髎

❺点按八髎并加揉摩3~5分钟。擦法施于腰骶部，横擦八髎，以透热为度。

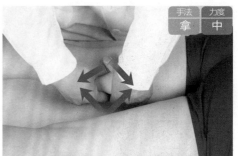

手法 拿　力度 中

❻拿法操作于大腿内侧肝经循行部位。

9. 遗精

遗精多在睡眠中发生，一般是正常生理现象。每周超过1次以上，并伴有全身症状，则是病理性遗精。推拿治疗原则是宁心益肾、固摄精关。

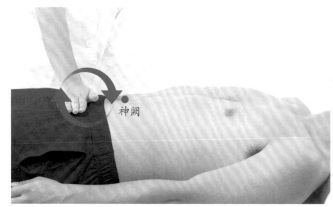

神阙

手法 **按揉摩** 力度 **中**

❶患者仰卧位，掌根揉神阙，以脐以下有温热感为度；再掌摩小腹部，时间约5分钟；然后以掌按揉中极、关元、气海（见195页），每穴1分钟。

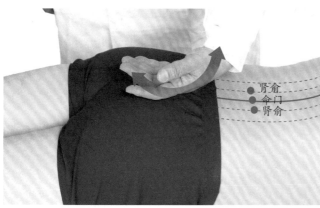

肾俞
命门
肾俞

手法 **㨰按揉擦** 力度 **中**

❷患者俯卧位，在患者腰骶部施以㨰法，时间约5分钟；以指按揉肾俞、命门，每穴1分钟；横擦肾俞、命门、八髎（见196页），以透热为度。

手法 **拿按揉㨰** 力度 **中**

❸拿肩井、合谷，每穴1分钟；按揉三阴交（足内踝尖上4横指处）、太溪（足内踝尖与跟腱之间的凹陷处），每穴1分钟；在大腿、小腿内侧施以㨰法，时间约5分钟。

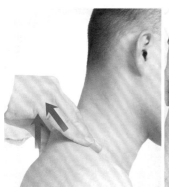
❸-A 拿肩井

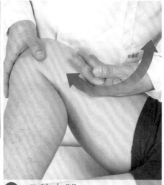
❸-B 㨰大腿

按摩顺序

揉神阙

↓

摩小腹部

↓

按揉中极、关元、气海

↓

㨰腰骶部

↓

按揉肾俞、命门

↓

擦肾俞、命门、八髎

↓

拿肩井、合谷

↓

按揉三阴交、太溪

↓

㨰大腿、小腿内侧

➕ **对症加减方**

小便短赤、身重疲乏、舌苔黄腻者，加：①逆时针摩腹3~5分钟。②以指按揉三焦俞、膀胱俞、曲泽、曲池、阴陵泉，每穴1分钟。

按摩顺序

点揉阳陵泉、天宗、曲池、合谷

一指禅推风池、风府

㨰肩背部

拔伸、摇、斜扳颈部

擦颈项疼痛局部

突发病症的应急推拿

1. 落枕

　　落枕多于起床后发现颈项部一侧肌肉紧张、痉挛、僵硬，头部转动不利，动则疼痛加剧，尤以向患侧旋转更为明显。推拿治疗原则是舒筋活血、温经通络。

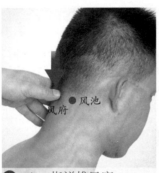

❶-A 一指禅推风府

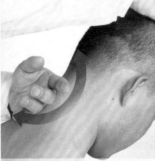

❶-B 㨰肩背部

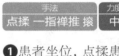

手法	力度
点揉 一指禅推 㨰	中

❶患者坐位，点揉患侧阳陵泉（见132页），双侧天宗（见128页）、曲池（见128页）、合谷（见128页）；用一指禅推法操作于风池、风府；用㨰法放松肩背部肌肉。

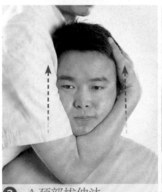

❷-A 颈部拔伸法

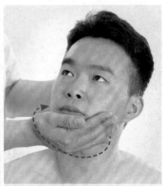

❷-B 颈部摇法

手法	力度
拔伸 摇	中

❷坐位或卧位，颈部拔伸法；颈部摇法。

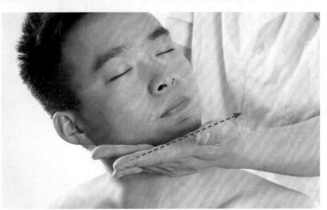

手法	力度
扳 擦	中

❸颈部斜扳法。若不成功可加定位扳或侧扳。配合颈项疼痛局部擦法。

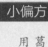
！小偏方

　　用葛根100克，独活、羌活、防风、苏木各30克，威灵仙60克，共打碎，加晚蚕砂200克掺匀，用白酒炒热，装入布袋内，枕于颈项部疼痛处。

2. 岔气

中医认为，岔气多因用力不当，使气机骤然壅聚胸内而发病。症见胸部胀痛或刺痛，呼吸时疼痛加剧。推拿治疗原则是活血散瘀、理气止痛。

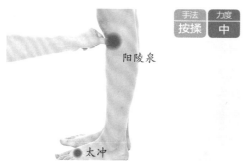

手法	力度
按揉	中

❶按揉阳陵泉、太冲、膻中，每穴1分钟。

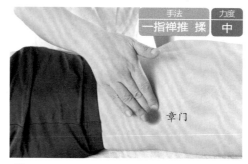

手法	力度
一指禅推 揉	中

❷一指禅推或指揉章门、期门（见149页）及局部胸胁，约3分钟。

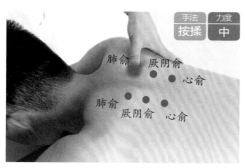

手法	力度
按揉	中

❸按揉相应的背俞穴（肺俞、厥阴俞、心俞），每穴1分钟。

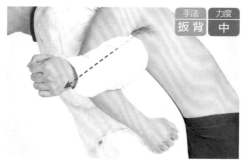

手法	力度
扳背	中

❹施扩胸牵引扳法和背法。

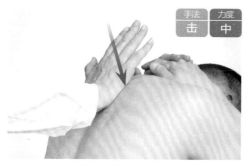

手法	力度
击	中

❺令患者深呼吸，在吸气时在相应的肋骨近脊柱处施以掌根击法。

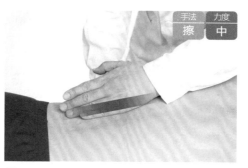

手法	力度
擦	中

❻相应的背部及局部用擦法。

按摩顺序

按揉阳陵泉、太冲、膻中

一指禅推或揉章门、期门及局部胸胁

按揉背俞穴
（重点肺俞、厥阴俞、心俞）

扩胸牵引扳法、背法

击肋骨近脊柱处

擦背部及局部

> **! 小偏方**
>
> 小茴香6克，焙焦，研碎，用热黄酒冲服，每日1次。

按摩顺序

擦足跟至跖腱膜

按揉跟骨结节部

按揉太溪、照海、然谷、
昆仑、仆参、涌泉

敲击跟骨、骨刺

从足跟沿跖腱膜方向
施擦法

3. 足跟痛

　　足跟痛又称跟痛症，是指跟骨结节周围慢性劳损所引起的以疼痛、行走困难为主要表现的一种病症。疼痛以晨起下床开始站立或走路时剧烈，活动后减轻，但久站久行后疼痛又加重，休息后则减轻为表现。推拿治疗原则为舒经通络、活血止痛。

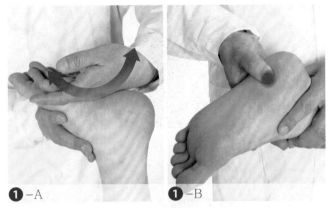

❶-A　　❶-B

手法	力度
擦 按揉	中

❶操作者自患侧足跟至跖腱膜用擦法往返操作，并配合按揉法交替施用，约5分钟。用拇指重点按揉跟骨结节部，并按揉太溪、照海、然谷、昆仑、仆参、涌泉（见246、247页），每穴1分钟。

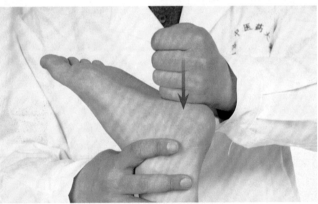

手法	力度
击	中

❷患者俯卧，屈膝90°，膝关节屈曲，足底朝上。操作者施跟骨骨刺敲击法。以一手握其足部以固定踝关节，另一手握拳或持敲击槌，对准骨刺部位敲击数十次。要求腕部用力，频率要快。

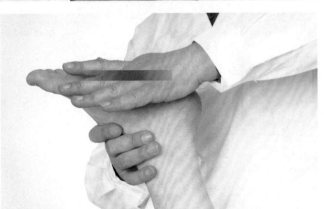

手法	力度
擦	中

❸操作者自足跟沿跖腱膜方向施擦法，以透热为度。

4.急性腰扭伤

急性腰扭伤多由搬运重物时姿势不正确或负荷过重或配合不协调等，腰部活动超过了正常范围而致。偶尔在毫无思想准备时，突然弯腰亦可致伤。推拿治疗以舒筋通络、活血止痛为原则。

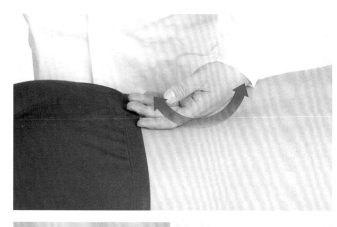

手法	力度
擦	轻→重

❶患者俯卧位，用擦法在压痛点周围治疗，逐渐移至疼痛处，然后在伤侧骶棘肌纤维方向用擦法治疗，往返3~4遍。配合腰部后伸被动活动。手法压力由轻到重。

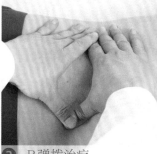

肾俞● ●肾俞

腰阳关

❷-A 按揉腰阳关、肾俞　　❷-B 弹拨治疗

手法			力度
按揉	拿	弹拨	中

❷按揉腰阳关、肾俞，拿委中（膝窝中点），以酸胀为度；再在压痛点上、下方，用弹拨治疗，弹拨时手法宜柔和深沉。

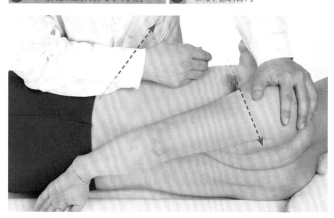

手法	力度
扳擦	中

❸患者侧卧位，患侧在上，施腰部斜扳法。患者俯卧位，在受伤一侧，沿骶棘肌纤维方向，进行直擦，以透热为度。

按摩顺序

擦压痛点周围、伤侧骶棘肌

↓

按揉腰阳关、肾俞

↓

拿委中

↓

弹拨压痛点

↓

扳腰部

↓

擦骶棘肌

!　小偏方

相等分量的蒲公英、生地黄，先将蒲公英、生地黄煎煮成浓汁，加入冰片后，制成药膏，将药膏贴于患处，每3日换药1次。

棘上、棘间韧带损伤，腰部疼痛如裂，前屈运动时其痛尤烈，局部压痛明显。治疗时一定要注意手法的轻柔性，慎用腰部的被动运动，如扳法等，重用擦法。

按摩顺序

按揉踝部

⬇

按揉外踝、小腿外侧
（重点在丘墟、悬钟、阳陵泉）

⬇

一指禅推患处

⬇

拔伸、内翻踝关节

⬇

拔伸、外翻踝关节

⬇

拔伸、屈伸踝关节

⬇

摩揉足踝

⬇

按揉丘墟、阳陵泉

⬇

搓擦足背

！　小偏方

松木锯末500克，陈醋500毫升。上述药物加水400毫升煮沸后，将患足置于药盆上，约距20厘米，再覆盖上宽毛巾，进行蒸熏20~40分钟，每日1~2次。

5. 踝关节扭伤

踝关节扭伤是临床上常见的一种损伤，中医称为"踝缝伤筋"。包括踝部韧带、肌腱、关节囊等软组织的损伤，但主要是指韧带的损伤。任何年龄均可发生本病，尤以青壮年更多见。本病的推拿治疗以活血祛瘀、消肿止痛为原则。

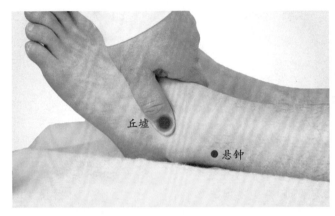

丘墟　　●悬钟

手法	力度
按揉	中

❶患者取仰卧位，操作者用拇指按揉踝部，先从患部到周围，接着自外踝经小腿外侧至阳陵泉（见132页），按揉数遍，重点在丘墟、悬钟、阳陵泉，以酸胀为度。

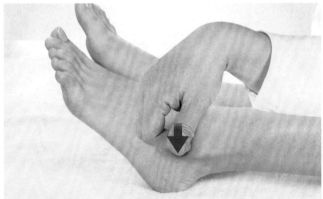

手法	力度
一指禅推	中

❷以一指禅推法推患处，从局部向周围扩展。

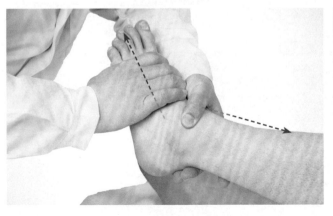

手法	力度
拔伸	中

❸嘱助手用双手固定患者伤侧小腿下端。操作者拔伸、内翻踝关节，并小幅度内外旋转；用拇指在伤处进行戳按。

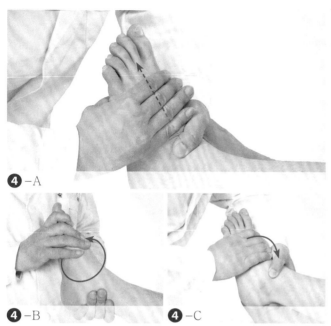

手法 拔伸　**力度** 中

❹操作者双手将患者患足握住，轻轻拔伸、外翻踝关节，并作内外旋转；然后将足内翻，拇指在伤处进行戳按。

❹-A

❹-B　❹-C

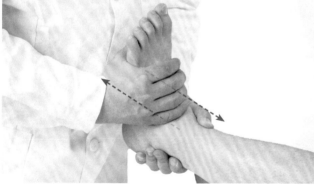

手法 按揉 拔伸　**力度** 中

❺操作者拇指轻轻按揉痛处，并向下抒顺，反复数次；操作者一手托足跟，一手握足背，在拔伸下做踝关节的屈伸活动，轻轻归合，使筋回槽。

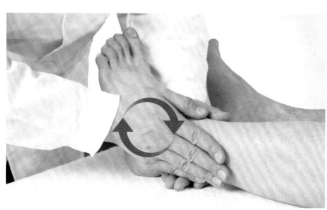

手法 摩 按揉 搓擦　**力度** 中

❻操作者双手反复摩揉足踝，数次；继而按揉丘墟、阳陵泉，以酸胀为度；搓擦足背，经踝至小腿，使局部温热。

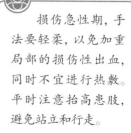

　　损伤急性期，手法要轻柔，以免加重局部的损伤性出血，同时不宜进行热敷。平时注意抬高患肢，避免站立和行走。

按摩顺序

擦跟腱至小腿后部

⬇

捏拿腓肠肌

⬇

捏跟腱

⬇

推小腿肌肉

⬇

捻跟腱

⬇

摇踝关节

⬇

背屈扳踝关节

6. 跟腱扭伤

　　跟腱受到突然的牵拉而出现充血、水肿等即为跟腱扭伤，这会严重影响行走和弹跳功能。推拿治疗原则是活血祛瘀，舒筋通络。

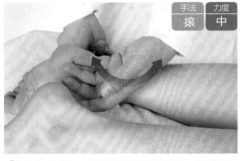

❶患者俯卧，小腿及踝前垫薄枕，用擦法沿跟腱至小腿后部治疗。

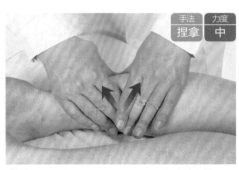

❷患者俯卧，操作者双手捏拿腓肠肌（在小腿肚上）。一侧捏拿约2分钟后换另一侧。

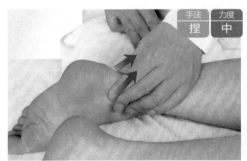

❸患者俯卧，操作者立其患侧，捏跟腱，时间约2分钟。

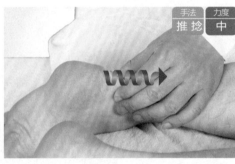

❹以指推法放松小腿肌肉；捻跟腱。时间约5分钟。

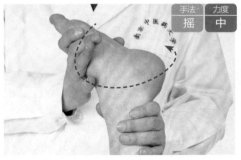

❺患者俯卧，屈膝90°，脚心朝上，操作者一手扶跟腱，一手拿脚面，开始摇踝关节。

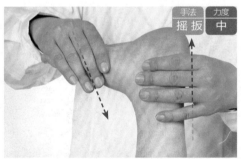

❻摇踝关节之后，稍作放松，然后施以踝关节背屈扳法，时间约2分钟。

7.晕厥

晕厥是因各种原因（情绪激动、惊恐，体弱，过度疲劳等）导致突发而短暂的意识丧失，不能保持站立姿势而倒地的症状，历时数秒或数分钟，是由一过性脑供血不足引起，醒后无后遗症。

按摩顺序

掐点人中、内关，
按百会、印堂

从印堂抹向太阳

拿肩井、合谷、曲池、委中

推膻中、中脘

推按背部膀胱经
（重点在心俞、脾俞）

搓背部及两胁

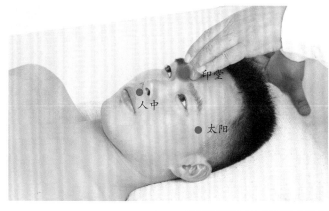

手法	力度
掐点按抹	中

❶患者平卧，略呈头低脚高位，置于通风处，掐点人中、内关（见145页）；按百会（两耳尖连线与头正中线交点处）、印堂；从印堂抹向太阳，往返十余次。

手法	力度
拿分推	中

❷拿肩井（见130页）、合谷、曲池、委中（膝窝中点）；若患者苏醒，用轻快柔和的手法推胸腹部的膻中、中脘（肚脐上4寸）。

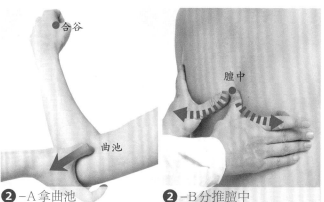

❷–A拿曲池　　❷–B分推膻中

手法	力度
推按搓	中

❸患者取俯卧位，推按背部膀胱经，重点在心俞、脾俞；搓背部及两胁结束。

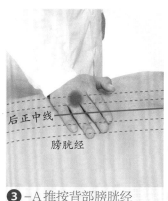
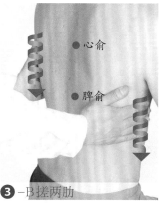

❸–A推按背部膀胱经　　❸–B搓两胁

> **！ 小偏方**
>
> 将人参切片，放入锅中，加水约100毫升，煎约30分钟，取汁，加入适量红糖搅化即可服食。

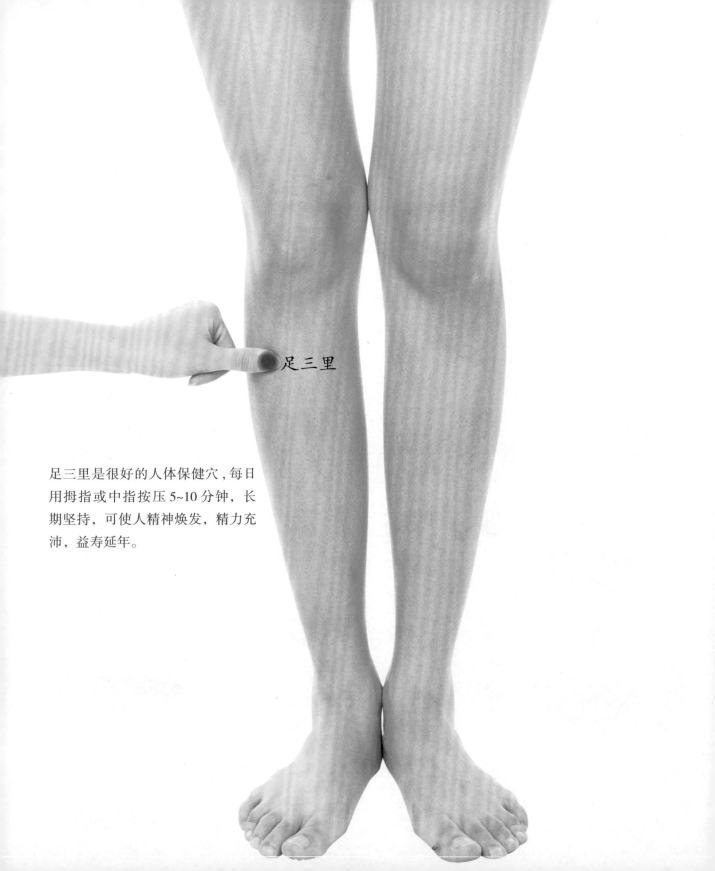

足三里

足三里是很好的人体保健穴，每日
用拇指或中指按压 5~10 分钟，长
期坚持，可使人精神焕发，精力充
沛，益寿延年。

第四章

保健按摩

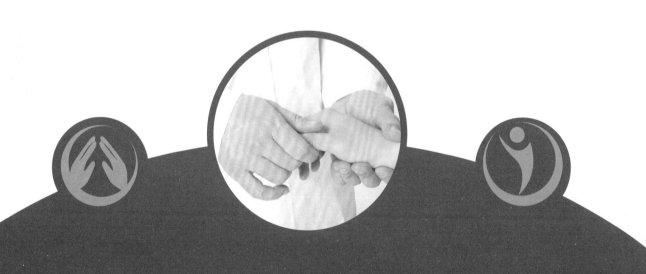

如果没有足够的时间去户外锻炼，在家每天按摩半小时，也能让疲劳酸痛、亚健康状态一扫光。捶捶头、捏捏手、敲敲背、揉揉腹，不劳神不费力，就能轻轻松松达到很好的调养效果。

按摩顺序

一指禅推印堂、神庭、攒竹、阳白、太阳、头维

↓

一指禅推眼眶周围

↓

一指禅推、揉面部诸穴

↓

揉前额与面颊部

↓

按头面部，摩前额和面颊，推前额

↓

抹前额至风池

↓

叩击前额至百会，振睛明

↓

拿头部五经

↓

扫散头侧部

在日常生活中进行头面部穴位按摩，如印堂、太阳、睛明等穴，适合于男女老少，有益于人们精力充沛，头脑清醒。

全身按摩更轻松

1. 头面部按摩方法

❶ 患者仰卧位，操作者坐于其右侧或头顶后侧。一指禅推印堂、神庭，往返操作2~3次。

❷ 一指禅推攒竹、阳白、太阳、头维，往返操作2~3次，左右同。

❸ 自睛明沿眼眶周围用一指禅推法操作，由内向外，从上至下，自左眼至右眼，呈"∞"操作2~3次。

❹ 一指禅推或指揉睛明、迎香、地仓、颊车、下关、人中、承浆，往返操作2~3次，左右同。

❺ 中指揉法操作于印堂、太阳、头维、攒竹、睛明、鱼腰、迎香、地仓、颊车、下关等面部的穴位。

❻ 大鱼际揉法操作于前额与面颊部：由印堂揉至神庭，在前额正中至左右太阳上下左右往返移动；再从太阳揉至下关。

❼ 采用大鱼际揉法，从下关开始依次做下关至颊车、下关至地仓、下关至迎香的往返操作，最后返回太阳，往返3次。

❽ 中指按法操作于头面部的穴位。三指摩法操作于前额和面颊。推法操作于前额。

❾ 大鱼际抹法：两手大鱼际自前额向两侧太阳至耳后高骨再到风池3~5遍。

❿ 侧掌叩击前额至百会。指振睛明。

⓫ 一手固定前额，一手五指分拿头部督脉和双侧足太阳膀胱经、足少阳胆经，从前向后拿，止于风池，操作5~10次。

⓬ 扫散法：一手固定头侧，另一手五指分置另一头侧，沿耳上向两边头侧部操作3~5遍。

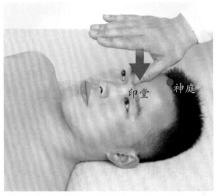

❶ 一指禅推印堂、神庭。

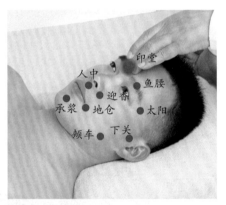

❺ 中指揉法操作于印堂、太阳等穴。

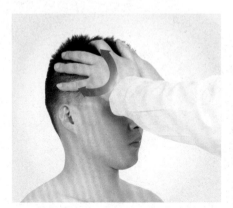

❾ 大鱼际抹法。

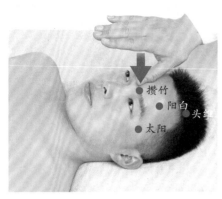

❷一指禅推攒竹、阳白、太阳等穴。

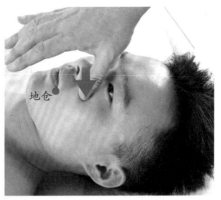

❸一指禅推眼眶周围。

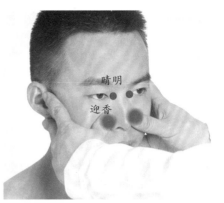

❹揉睛明、迎香、地仓等穴。

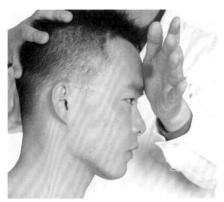

❻大鱼际揉法操作于前额与面颊部。

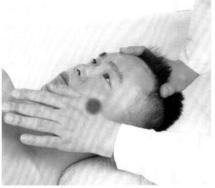

❼大鱼际揉法施于面部。

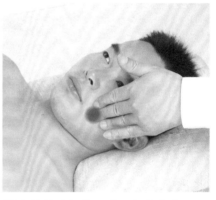

❽中指按法操作于头面部的穴位。

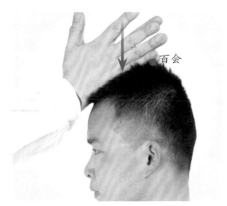

❿侧掌叩击前额至百会。

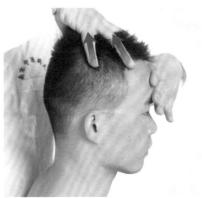

⓫拿五经。

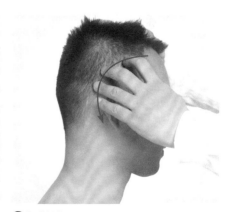

⓬扫散法。

按摩顺序

一指禅推风府、大椎、风池、肩井

↓

吸定风池，行蝴蝶双飞法

↓

擦风府、大椎、肩中俞、肩外俞

↓

按揉项肌及项背部穴位

↓

拿肩井、风池、项肌

↓

摇颈项

↓

扳颈椎

↓

胸椎对抗复位

↓

拔伸颈部

↓

叩击项背、大椎，拍项背

↓

推桥弓，擦颈项

常按摩风池、风府、天柱、大椎、肩井等穴，可重新恢复颈椎的动态稳定结构，使颈椎重新恢复到平衡状态。

2. 颈项部按摩方法

❶患者取俯坐位，全身放松，呼吸自然，操作者站于其后侧方。一指禅推法沿风府、大椎、风池、肩井，反复往返或单向操作，各3遍。

❷一指禅吸定风池，行蝴蝶双飞法3~5分钟。蝴蝶双飞法：用双手拇指端分别着力于颈项部两侧，其余四指自然分开，两手同时用一指禅推法操作1~3分钟，形似蝴蝶翻飞。

❸擦风府、大椎、肩中俞、肩外俞，左右两侧交替进行，各3遍。同时可配合患者颈部前屈、后伸、左右侧弯以及左右旋转等被动运动。

❹按揉法循两侧项肌而下；按揉法操作于风池、风府、天柱、大椎、肩井等项背部穴位。

❺拿法操作于肩井、风池、项肌。

❻摇颈项：操作者用一手扶住患者头顶稍后部，另一手托住其下颏部，双手做相反方向用力，使头部向左或向右缓缓转动。

❼颈椎斜扳法：操作者站于其侧后方，用一手扶住其后脑部，另一手托起下颏部，两手协同动作，慢慢活动至有阻力时，再做一短促、稍增大幅度、有控制、突发性的扳动。

❽胸椎复位对抗法：患者取坐位，双手交叉扣置于脑后项部，身体略前倾，操作者站于其后，用一侧膝部顶住患部，用双手从患者腋下伸入其上臂之前、前臂之后，并握住前臂下段，而后嘱患者做前俯后仰运动。

❾在做后仰运动时，操作者两手同时向上，向后牵拉，膝部同时将患椎向前，向下方顶按，上下协调动作，对抗用力，使其胸椎运动。

❿颈部拔伸法：患者取坐位，头呈中立位或稍前倾位，操作者站于患者后方或侧方，一手拇指、食指托住患者枕部，一手肘弯部托住患者下巴，两手同时逐渐用力向上拔伸。

⓫叩击项背、大椎；拍法施于项背。

⓬推桥弓（脖子两侧大筋）；颈项实施擦法。

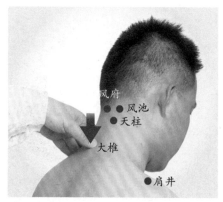

❶一指禅推风府、大椎等穴。

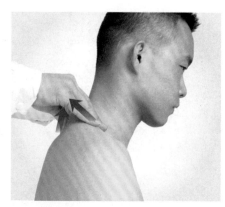

❺拿法操作于肩井。

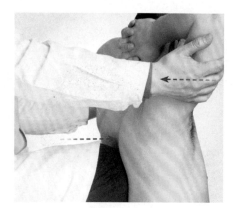

❾胸椎对抗运动。

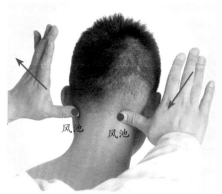

风池　风池

❷一指禅吸定风池，行蝴蝶双飞法。

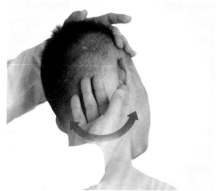

❸颈项部施㨰法。

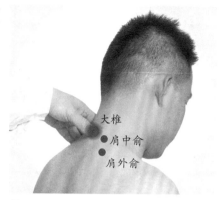

大椎

●肩中俞

●肩外俞

❹按揉法循两侧项肌而下。

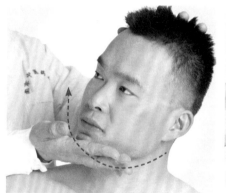

❻摇颈项。

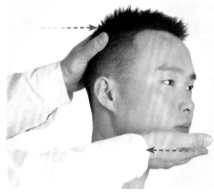

❼颈椎斜扳法。

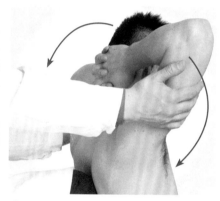

❽患者做前俯后仰运动。

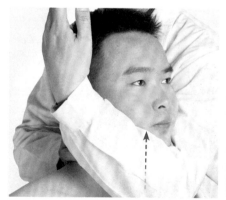

❿颈部拔伸法。

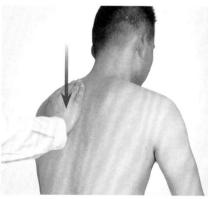

⓫拍项背。

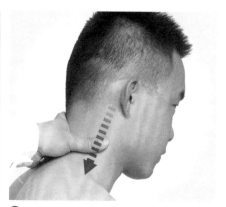

⓬推桥弓。

按摩顺序

一指禅推膻中、乳根、上脘、
中脘、天枢、气海

↓

推膻中至乳头部

↓

擦锁骨、膻中、乳根、鸠尾

↓

搓胁肋

↓

摩膻中、中脘、天枢、气海

↓

摩腹

↓

揉天突、膻中、中脘、神阙

↓

按中脘、气海、关元

↓

振胸腹

在膻中、中
脘、气海、关元等
穴进行按摩，可以
对胸闷气短、腹
痛、消化不良、便
秘、腹泻等胸腹部
疾病起到缓解甚
至治疗的作用。

3. 胸腹部按摩方法

患者取仰卧位。一指禅推法操作于膻中、乳根、上脘、中脘、天枢、气海。

一指禅推法从气海反方向操作至膻中。往返操作共2~3次。

❸分推法从膻中推到两乳头部。操作3~5次。

自锁骨下横擦，逐渐下降至膻中、两乳根、鸠尾。

搓胁肋。

三指摩膻中1~3分钟。

三指摩或掌摩中脘、天枢、气海3~5分钟。

摩腹5分钟。

指揉天突、膻中、中脘、神阙。

❿按中脘、气海、关元等。

⓫振法：操作者用单手着力于胸腹部，意念集中于指端和手掌心，前臂和手部的肌肉强烈地做静止性收缩，使手臂发出快速而强烈的振颤，并使之通过指端或手掌心传递到操作部位。

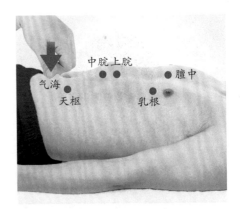

❶一指禅推法操作于胸腹部各穴。

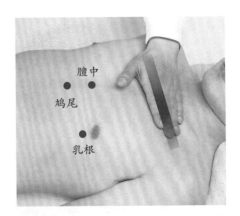

❹横擦锁骨。

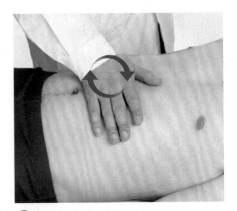

❽摩腹5分钟。

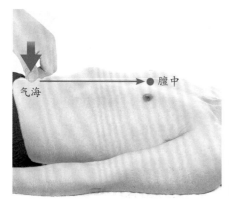

❷一指禅推法从气海至膻中。

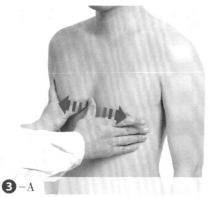

❸-A

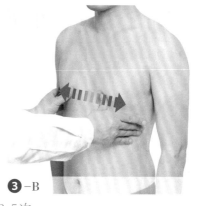

❸-B

❸分推法从膻中推到两乳头部。操作3~5次。

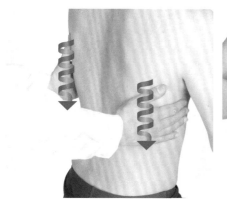

❺搓胁肋。

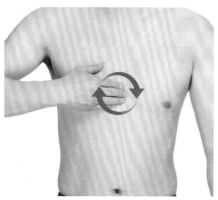

❻三指摩膻中1~3分钟。

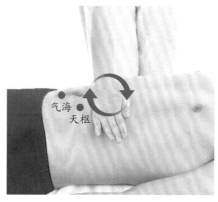

❼三指摩或掌摩中脘、天枢、气海。

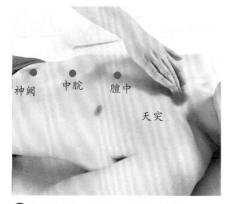

❾指揉天突、膻中、中脘、神阙。

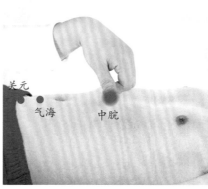

❿按中脘、气海、关元等。

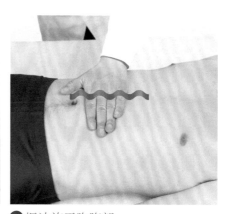

⓫振法施于胸腹部。

按摩顺序

一指禅推肩部周围

一指禅推肩髃、曲池、
手三里、合谷

擦肩关节前、后缘

按揉、拿上肢相应穴位，
摇肩关节

拔伸肩关节、腕关节、指间关节

搓肩关节及上肢

抖上肢，捻指间关节

擦肩关节、肘关节、腕关节

对于肩部的一些不适，适当在肩髃、肩髎、肩内陵(垂臂，在肩前腋前纹端与肩髃穴连线中点处取穴)等穴以及相应穴位做些按摩，是很好的治疗保健方法。

4. 肩及上肢部按摩方法

❶患者端坐，一上肢外展，放置于操作者大腿上，肌肉放松。操作者站于其侧方，一足踩于凳上，取屈膝屈髋位。一指禅推法操作于肩部周围3~5分钟。

❷一指禅推法自肩髃、曲池、手三里到合谷，往返操作2~3次。

❸擦肩关节前缘，配合肩关节内、外旋被动运动。

❹擦肩关节后缘，配合肩关节后伸、内旋运动。往返操作2~3次。

❺按揉肩髃、肩髎、肩贞、天宗。

❻按揉曲池、手三里、极泉、小海、内关、外关、合谷。

❼拿肩关节、曲池、合谷、极泉、少海。摇肩关节。

❽拔伸肩关节、腕关节、指间关节。

❾搓肩关节和上肢2~3次。

❿抖上肢。

⓫捻指间关节。

⓬擦肩关节、肘关节、腕关节。

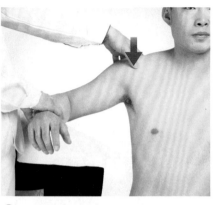
❶一指禅推法操作于肩部周围。

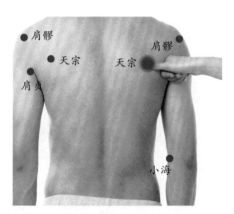
❺按揉肩髃、肩髎、肩贞、天宗。

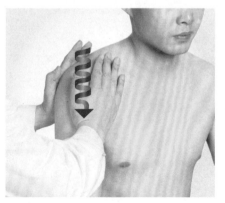
❾搓肩关节。

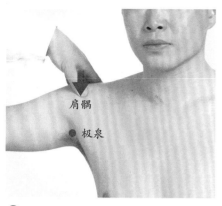

❷一指禅推法施于肩髃等穴。

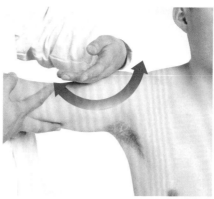

❸擦肩关节前缘，配合肩关节内、外旋。

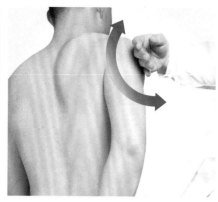

❹擦肩关节后缘，配合后伸、内旋。

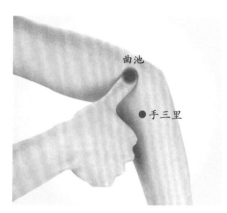

❻按揉曲池、手三里、极泉、小海等。

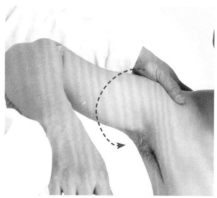

❼摇肩关节。

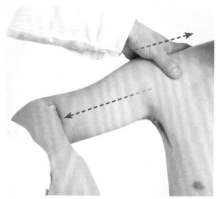

❽拔伸肩关节。

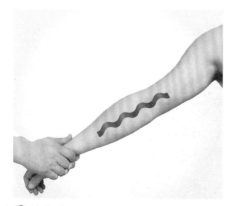

❿抖上肢。

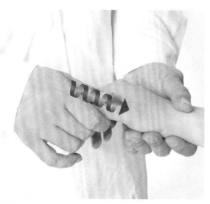

⓫捻指间关节。

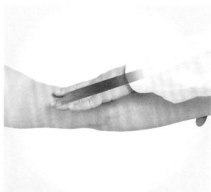

⓬擦肘关节。

按摩顺序

擦背腰两侧至腰骶部

↓

擦下肢及足部

↓

一指禅推腰骶部

↓

揉膀胱经

↓

推华佗夹脊穴

↓

摇、拔伸髋关节、膝关节、踝关节

↓

扳腰骶部

↓

振、擦命门、腰阳关、八髎

↓

擦膀胱经、督脉

↓

擦膝关节、踝关节

通过对肺俞、心俞、膈俞、肾俞等穴以及相应部位的按摩，可以促进局部的血液循环，缓解腰腿痛症状。

5. 腰骶部及下肢部按摩方法

❶ 患者取俯卧位，全身放松，呼吸自然，操作者站于其侧方。擦法沿背腰两侧骶棘肌至腰骶部，往返操作5~10遍。

❷ 擦法沿环跳、委中、承山（见135页），左右往返操作5~10遍。擦法自腹股沟、内收肌、股四头肌、膝关节、小腿前外侧、踝关节、足背部左右各往返操作2~3遍。

❸ 一指禅推法施术于腰骶部穴位。

❹ 拇指按揉法或掌揉法施术于两侧膀胱经及诸穴。

❺ 肘推法，施术于华佗夹脊穴（第一胸椎至第五腰椎，各椎棘突下旁开0.5寸的穴位）。

❻ 摇髋关节、膝关节、踝关节。

❼ 拔伸髋关节、膝关节、踝关节。

❽ 腰椎斜扳法；腰椎后伸扳法；腰部旋转定位扳法；直腰旋转扳法；强迫直腿抬高法。

❾ 掌振命门、腰阳关、八髎。

❿ 擦命门、腰阳关、八髎。

⓫ 小鱼际直擦两侧膀胱经、督脉。

⓬ 擦膝关节内、外侧；擦踝关节内、外侧。

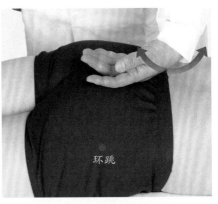

❶ 擦法沿背腰两侧骶棘肌至腰骶部。

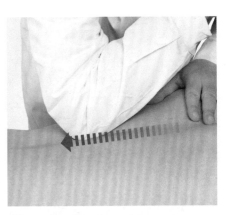

❺ 肘推法，施术于华佗夹脊穴。

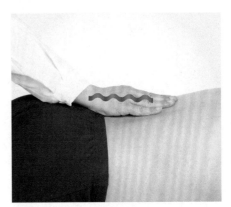

❾ 掌振命门、腰阳关、八髎。

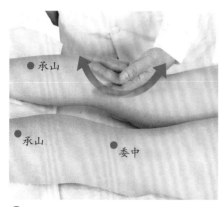

❷下肢施以擦法。

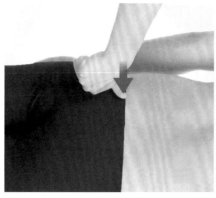

❸一指禅推法施术于腰骶部穴位。

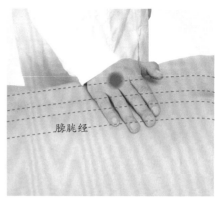

❹掌揉两侧膀胱经及诸穴。

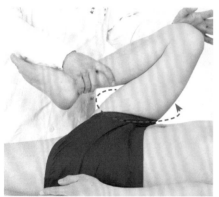

❻摇髋关节、膝关节。

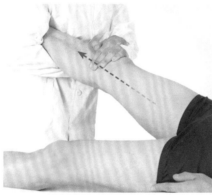

❼拔伸膝关节。

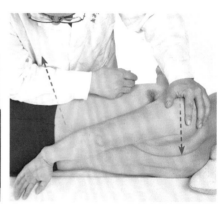

❽腰椎斜扳法。

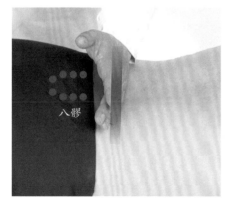

❿擦命门、腰阳关、八髎。

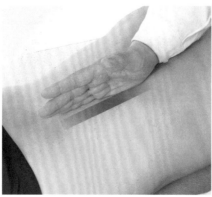

⓫小鱼际直擦两侧膀胱经、督脉。

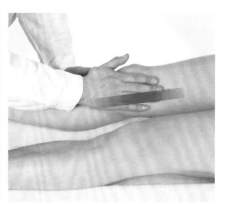

⓬擦膝关节内、外侧。

按摩顺序

振心脉

拨极泉

揉血海

拿心经

鸣天鼓

搅沧海

五脏保养

1. 养心法

　　中医认为，心主血脉，为人体生命活动的关键所在。心主血脉的功能健全，血液才能在脉管内正常运行，周流不息，营养全身而保证生命的正常活动。

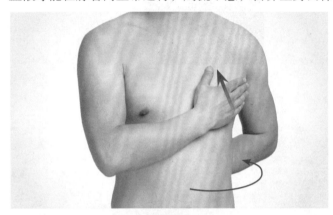

手法	力度
拍击	中

❶ **振心脉**：站立位，两足分开同肩宽，身体自然放松，两手掌自然伸开，以腰转动带肘臂，肘部带手，两臂一前一后自然甩动。到体前时，用手掌面拍击对侧胸前区，到体后时，以掌背拍击对侧背心区。

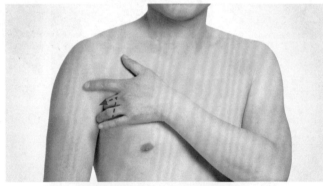

手法	力度
按揉	中

❷ **拨极泉**：先以左手四指置右侧胸大肌处，用掌根稍作按揉，然后用虎口卡住腋前襞，以中指置于腋窝极泉，稍用力用指端勾住该处筋经，并向外拨动，操作9次，然后换左侧。

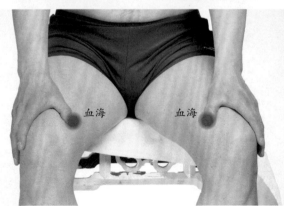

血海　　　　血海

手法	力度
点按揉	中

❸ **揉血海**：坐位，两手分别按置左、右膝关节上方，用拇指点按血海1分钟左右，然后再施以轻柔缓和的揉法36次。

> **！ 小偏方**
>
> 　　红薯1个，鲜牛奶1杯，花生、大枣各适量，煮成花生红薯奶，能降低心脑血管疾病的发病率。

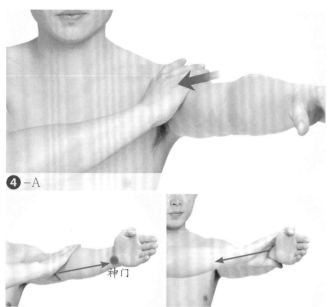

手法	力度
拿捏 按揉	中

❹拿心经：右手拇指置于左侧腋下，余四指置上臂内上侧，边做拿捏，边做按揉，沿上臂内侧渐次向下操作到腕部神门，按揉神门，如此往返操作9次。再换手操作右侧。

❹–A

神门

❹–B　　❹–C

可以选择练习五禽戏的"猿戏"，八段锦的"摇头摆尾去心火"和六字诀的"呵"字诀。

养心法：闭目、静息，全身放松，吸气时舌抵上腭，呼气时，轻轻发"科"音，随气流舌离上腭。呼吸要深长、柔和，一呼一吸为1次，共计做10次。此法可益养气血，宁心安神。

手法	力度
击	中

❺鸣天鼓：双手掌分按于两耳上，掌根向前，五指向后，以食、中、无名指叩击枕部3次，双手掌骤离耳部1次，如此重复9次。

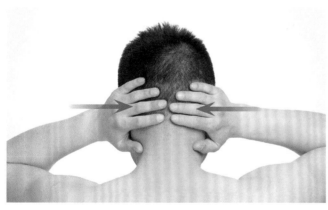

❻搅沧海：舌在口腔上、下牙龈外周从左向右，从右向左各转9次，产生津液分3口缓缓咽下。

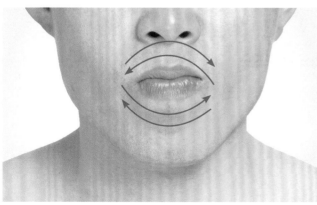

按摩顺序

疏胁肋

↓

揉膻中

↓

弹拨阳陵泉

↓

掐太冲

↓

点章门

↓

运双目

2. 疏肝法

　　肝脏主要能调畅全身气机，使经络和利，并促进各脏腑器官的生理活动发挥正常。肝在体内由经络和胆相联系，其功能的盛衰在体表可从筋及眼睛表现出来，因此，经常施行疏肝理气的保健按摩方法，对身体有良好的防治疾病作用。

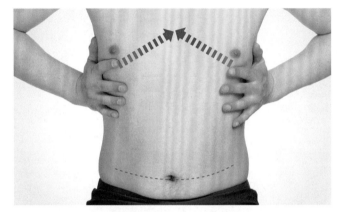

手法	力度
分推	中

❶疏胁肋：坐位，两手掌横置两腋下，手指张开，指距与肋骨的间隙等宽，先用左掌向右分推至胸骨，再用右掌向左分推至胸骨，由上而下，交替分推至脐水平线，重复9次。

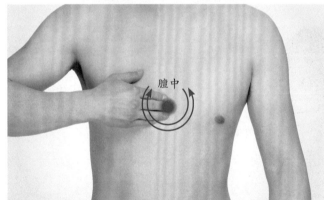

手法	力度
揉	中

❷揉膻中：坐位，用左手或右手，四指并拢置于膻中，稍用力做顺时针、逆时针方向的揉动各36次。

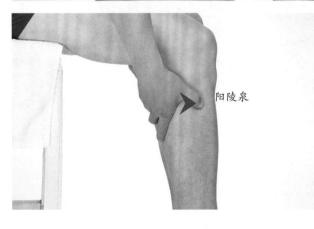

手法	力度
按揉 弹拨	中

❸弹拨阳陵泉：坐位，两手拇指分别按置于两侧阳陵泉上，余四指辅助，先行按揉该穴1分钟，再用力横向弹拨该处肌腱3~5次，以酸麻放射感为度。

 小偏方

　　西蓝花、菜花各200克，胡萝卜100克洗净，焯熟，晾凉。加白糖、醋、香油、盐，搅拌均匀即可。有排肝毒、提高机体免疫力之功效。

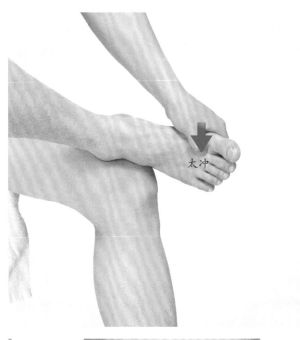

太冲

手法	力度
掐揉	中

❹掐太冲：坐位，用一手拇指的指尖置于另一侧太冲上，稍用力按掐，以酸麻感为度，约1分钟，换用拇指的螺纹面轻揉该穴位。再换另一侧，重复上述动作。

可以选择练习五禽戏的"鹿戏"，八段锦的"攒拳怒目增气力"和六字诀的"嘘"字诀。

叹息法：全身放松，先深吸气后，再尽量呼气，呼气的同时发出"嘘"的声音，并尽力瞪目，重复10次。此法可和调脏腑，疏肝理气。

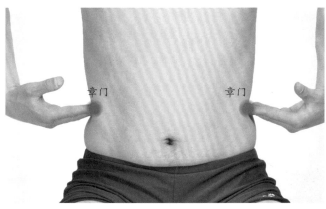

章门　　章门

手法	力度
点按	重

❺点章门：用两手的中指指尖分别置于两侧的章门穴上，稍用力点按，约1分钟，以酸麻感为度。

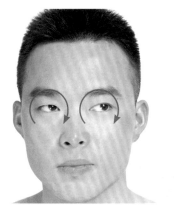

❻运双目：端正凝视，头正腰直，两眼球先顺时针方向缓缓转动10次，然后瞪眼前视片刻，再逆时针方向如法操作。

按摩顺序

摩脘腹

↓

荡胃腑

↓

按中脘

↓

揉天枢

↓

按足三里

↓

理三焦

3. 健脾法

脾主运化，指脾有消化、吸收、运输营养物质和促进水液代谢等方面的重要作用，中医称"脾为后天之本"。脾在体内由经络和胃相联系。其功能的盛衰在体表从四肢肌肉、口唇、口味上表现出来。

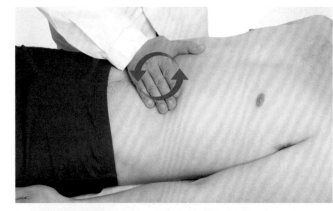

手法	力度
摩	中

❶摩脘腹：用左手或右手手掌置于神阙，先逆时针，然后再顺时针，摩至腹中有温热感。

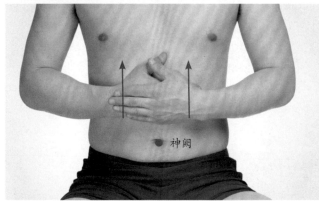

神阙

手法	力度
推	中

❷荡胃腑：取坐位或仰卧位，左右手相叠于中脘上，采用顺腹式呼吸，呼气时用叠掌掌根向上推荡，吸气时放松，往返36次。

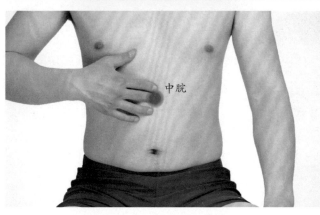

中脘

手法	力度
按	中

❸按中脘：取坐位或仰卧位，于中脘处行指按法操作1分钟。

> **！小偏方**
>
> 山楂3片，菊花5朵，一同放入杯中，倒入开水，加盖闷10分钟即可饮用，可健脾和肝。

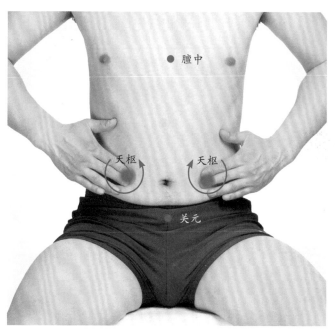

手法 按揉 **力度** 中

❹揉天枢：取坐位或仰卧位，用双手的食、中指同时按揉天枢，顺、逆时针各36次。

可以选择练习五禽戏的"熊"戏，八段锦的"调理脾胃须单举"和六字诀的"呼"字诀。

捏三线：坐或仰卧，自两乳头和膻中向下取3条垂直线，以双手逐线自上而下捏拿，揉捏脘腹部肌肉，3线操作为1次，共计做5次。此法可梳理气机、健脾助运。

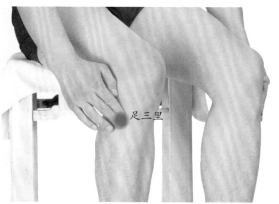

手法 按揉 **力度** 中

❺按足三里：双手拇指或食、中指置于足三里上，稍用力作按揉，使局部有酸胀感。

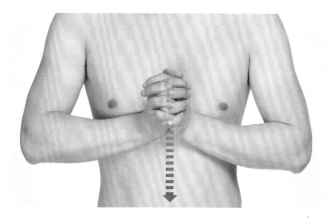

手法 直推 **力度** 中

❻理三焦：坐或卧位，两手四指交叉，横置于膻中，两掌根按置两乳内侧，自上而下，稍用力推至关元处，操作36次。

按摩顺序

振胸膺

⬇

揉中府

⬇

勾天突

⬇

揉膻中

⬇

疏肺经

⬇

擦迎香

4. 宣肺法

中医认为肺的生理功能是"主气、司呼吸",是指肺为体内外气体交换的场所。肺在体内由经络和大肠联系,其功能的盛衰在体表可通过皮肤的润泽、病变以及鼻部正常与否表现出来。

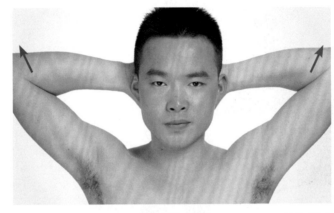

手法 捏拿　力度 中

❶振胸膺:坐位,先用右手从腋下捏拿左侧胸大肌9次,再换左手如法操作。然后双手十指交叉抱持于后枕部,双肘相平,尽力向后扩展,同时吸气,向前内收肘呼气,一呼一吸,操作9次。

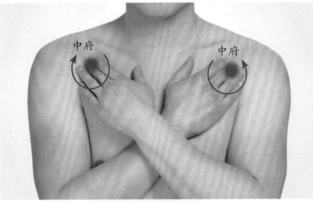

手法 揉　力度 中

❷揉中府:坐位,两手掌交叉抱于胸前,用两手中指指端置于两侧的中府上,稍用力做顺时针、逆时针方向的揉动,各36次。

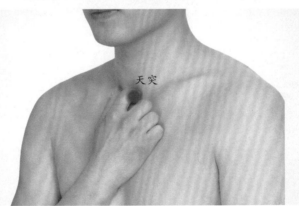

手法 点揉　力度 中

❸勾天突:用食指指尖置于天突处,向下勾点,揉动1分钟。

！小偏方

百合花、桃花各3朵,柠檬1片,同放入杯中,倒入开水。加盖闷5分钟后即可饮用。

手法	力度
按揉	中

❹揉膻中：中指指端按揉膻中1分钟。

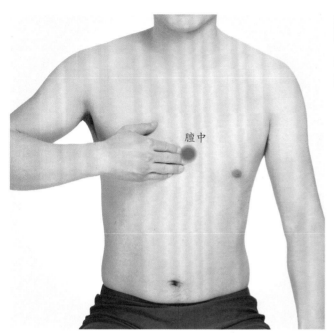

可以选择五禽戏的"鸟戏"、八段锦的"左右开弓似射雕"和六字诀的"呬"字诀。

调肺气：双手拇指按置于中府，向上推揉至云门，以酸胀为度。随后拇、食、中指平放于第一、二、三肋间，往返推擦1分钟。此法可调理肺气。

手法	力度
推擦	中

❺疏肺经（肺经的循行路线见240页）：坐位或立位，右掌先置左乳上方，环摩至热后，以掌沿着肩前、上臂内侧前上方、前臂桡侧至腕、拇、食指背侧。往返推擦36次，然后换左手操作右侧。

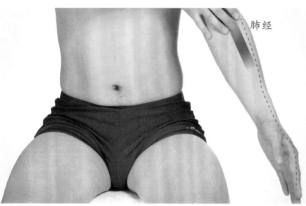

肺经

手法	力度
擦	中

❻擦迎香：坐位，用双手大鱼际或食指桡侧缘分别按置两侧迎香穴处，上下擦动，边擦边快速呼吸，以有热感为度。

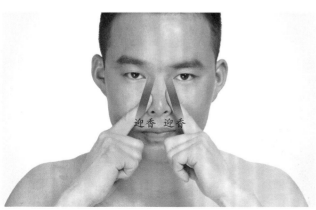

迎香　迎香

按摩顺序

搓涌泉

擦肾府

摩关元

擦少腹

振双耳

缩二阴

5. 补肾法

　　肾在人体中是极为重要的脏器，中医称肾为"先天之本"，是人体生命的动力源泉。肾在体内由经络和膀胱相联系。肾功能的盛衰在体表可从骨骼的坚硬、毛发的荣枯、人外在的精神状态以及耳朵的听觉等表现出来。

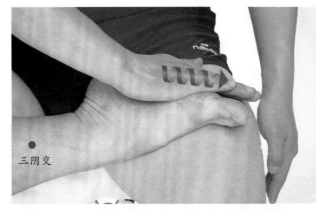

三阴交

手法	力度
搓	中

❶搓涌泉：盘膝而坐，双手掌对搓发热后，从三阴交过踝关节至趾根外一线往返摩擦至透热为止。然后左右手分别搓涌泉至局部发热。搓揉时要不缓不急，略有节奏感。

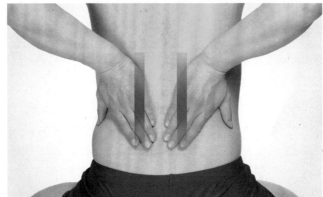

手法	力度
擦	中

❷擦肾府：两手掌紧贴肾俞，双手掌同时上下擦至发热。

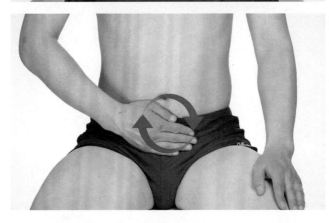

手法		力度
摩	按压	中

❸摩关元：用左或右掌以关元为圆心，做逆时针和顺时针方向摩动各36次。然后随呼吸向内向下按压关元3分钟。

! 小偏方

　　菟丝子20~30粒捣碎，倒入开水，加盖闷泡15分钟后即可饮用。

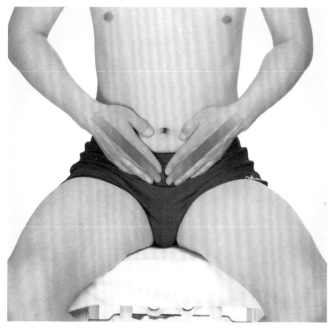

手法	力度
推擦	中

❹擦少腹：双手掌分置两胁肋下，同时用力斜向少腹部推擦至耻骨，往返操作，以透热为度。

手法	力度
推擦 抖振	中

❺振双耳：先用双手掌按于耳上作前后推擦36次，然后双手拇、食指捏住两耳垂抖动36次，再将两食指插入耳孔，快速振颤数次后，猛然拔出，重复操作9次。

❻缩二阴：处于安静状态下，全身放松，用顺腹式呼吸法（即吸气时腹部隆起，呼气时腹部收缩），并在呼气时稍用力收缩前后二阴，吸气时放松，重复36次。

可以选择练习五禽戏的"虎"戏、八段锦的"两手攀足固肾腰"和六字诀的"吹"字诀。

增髓法：坐位，右手拇指按于左侧的三阴交，食、中指按于悬钟，同时稍用力按揉1分钟后，向下移动至跟腱处，拇指按于太溪（足内踝与跟腱之间的凹陷中），食、中指按于昆仑（外踝尖与跟腱之间的凹陷中），亦用力按揉1分钟。然后换手操作。此法可养血生髓，强腰固肾。

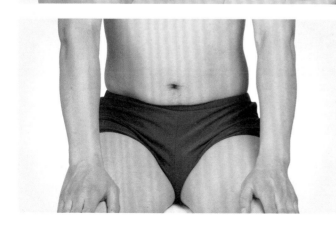

按摩顺序

按揉睛明、承泣

⬇

按揉四白、瞳子髎

⬇

从睛明沿眼眶下缘推
至外眼角

女性必学的美容按摩

1. 祛眼袋

眼袋是指上下眼睑部组织膨大突出，眼睑皮肤松弛下垂，形似袋状。消除眼袋未必一定需要昂贵的眼霜，简单的按摩手法也许更有效果。

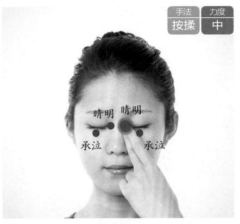

手法 按揉　力度 中

❶用拇指或中指按揉法分别按揉睛明、承泣，每穴30秒到1分钟。

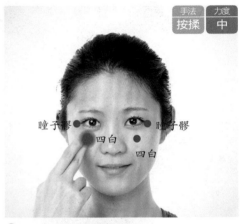

手法 按揉　力度 中

❷用拇指或中指按揉法分别按揉四白、瞳子髎，每穴30秒到1分钟。

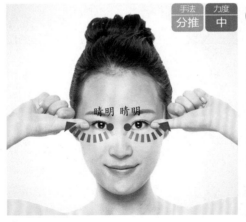

手法 分推　力度 中

❸用分推法从睛明开始，沿着眼眶下缘，慢慢向外眼角分推30~50次即可。

　小偏方

鲜桑葚80克，糯米100克，冰糖适量。将桑葚洗净，捣烂备用；糯米洗净。将糯米放入砂锅中，加适量清水，武火煮沸后改文火熬煮，粥熟后，加入桑葚和冰糖，煮至冰糖溶化即可。

保持乐观的情绪，避免眼睛疲劳；保持充足睡眠。

 对症加减方

如兼有眼睛干涩、头晕目眩、耳鸣、咽干、腰酸膝软者，加揉按肾俞、志室、三阴交，拿太溪、昆仑。

有头昏眼花、心悸、气短、面色萎黄者，加按揉脾俞、气海、足三里。

2. 淡化黄褐斑

黄褐斑主要是由于内分泌功能紊乱或障碍，雌激素分泌过多，刺激皮肤黑色素细胞，导致色素增加而形成。中医认为是情志不舒、肝郁化火、瘀血阻络所致。

按摩顺序

按揉攒竹、承泣、四白、颧髎、巨髎、迎香、地仓、承浆

↓

按揉神庭、百会

↓

按揉黄褐斑集中部位

手法	力度
按揉	中

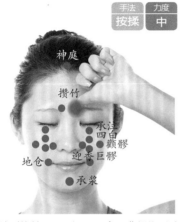

❶取头面部攒竹、承泣、四白、颧髎、巨髎、迎香、地仓、承浆诸穴依次按揉，每穴1分钟。

手法	力度
按揉	中

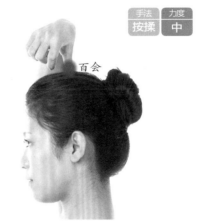

❷按揉神庭、百会，每穴1分钟。

手法	力度
按揉	中

❸对黄褐斑比较明显和比较集中的部位应多加按揉，以有酸胀为佳。每日1~2次，每次20分钟左右。

✚ 对症加减方

面色青紫、舌暗有瘀斑、瘀点者，加：①平推背部足太阳膀胱经；②揉膻中、膈俞、肝俞、心俞、血海；③提拿肩井。

若面色晦暗无华，四肢不温，大便溏薄者，加：①揉足少阴肾经；②揉命门、肾俞、肝俞、三阴交、太溪；③擦八髎、涌泉。均以有酸胀感为度。

！ 小偏方

玫瑰花10克，鸡血藤30克，鸡蛋2个。将玫瑰花、鸡血藤放入锅中，加适量清水煎煮20分钟，放入鸡蛋同煮至蛋熟，去蛋壳，稍煮即可，喝汤吃鸡蛋。

怀孕后出现黄褐斑者，一般只做面部按摩，并多吃些新鲜蔬菜和水果，或产前、产后口服维生素C，每日1克。同时要保持心情舒畅，避免过分忧虑。

按摩顺序

按揉肺俞、脾俞、三焦俞、肾俞、命门

↓

推膀胱经腰以下部位

↓

按摩粗糙皮肤

 小偏方

可以口服醋蜜（醋与蜜以1：2的比例混合），一次10~15毫升，开水冲服，每日2次（有胃酸过多者忌用）。

 操作中要注意皮肤保暖，防止寒冷刺激；可选用高质量的中性香皂洗脸、沐浴；合理使用化妆品，宜用天然品，少用或不用人工合成品。

3. 滋润肌肤

干性皮肤容易老化，冬天遇寒易干裂，夏天晒后皮肤发红，易起皮屑。中医认为脏腑功能失调是产生本症的关键原因。推拿治疗以养阴生津、滋润皮肤为原则。

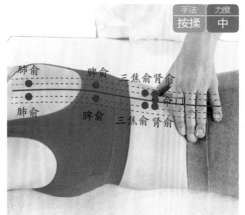
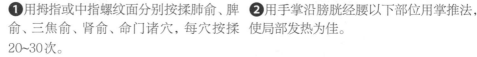
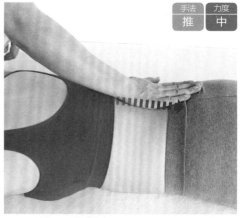

❶用拇指或中指螺纹面分别按揉肺俞、脾俞、三焦俞、肾俞、命门诸穴，每穴按揉20~30次。

❷用手掌沿膀胱经腰以下部位用掌推法，使局部发热为佳。

 手法 按揉 **力度** 中

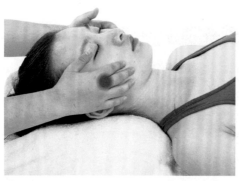

❸可在粗糙皮肤区域做轻快按揉，使局部的皮肤微温为度。以上手法每日2~3次。

＋ 对症加减方

伴有皱纹明显者，可在皱纹处进行按揉，再掌擦大椎、涌泉。

面青色或黄褐斑者，加：①按血海、肝俞、胃俞；②推擦两侧胁肋部；③掌擦足厥阴肝经少腹以下部部位，使局部发热为宜。

4. 丰胸、美胸

中医认为女子乳房与肝、肾、胃三经最为密切，其次是冲、任二脉。治疗以补肾养肝、和胃益气、调理冲任为原则。

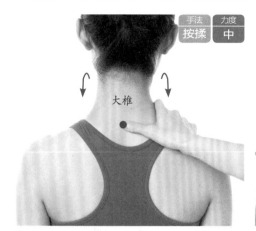

手法	力度
按揉	中

大椎

❶用双手拇指分别按揉大椎两侧。与此同时，头颈向后仰，一按一松，做20次，以有酸胀感为度。

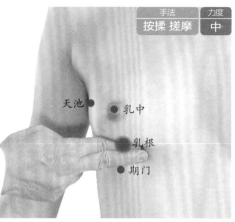

手法	力度
按揉 搓摩	中

天池　乳中
乳根
期门

❷按揉乳房，以乳根、乳中、天池、期门为重点，手法柔和均匀，时间约5分钟；搓摩乳房3分钟；双掌合力托住乳房根部。

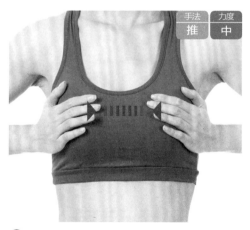

手法	力度
推	中

❸用力向乳头方向合推30次。若有乳头下陷，可在按摩的同时，将乳头向外向上牵拉数次。每日早晚各1次，每次治疗约20分钟。

＋ 对症加减方

肝肾亏损者，加：①揉肝俞、肾俞；②擦命门、八髎；③按太溪、涌泉。

脾胃虚弱者，加：①揉脾俞、胃俞；②摩中脘、关元；③按足三里、三阴交。

肝气郁结者，加：①推两胁；②揉期门、章门；③点太冲；④拿风池。

按摩顺序

按揉大椎两侧
↓
按揉乳房
（重点乳根、乳中、天池、期门）
↓
推乳房

！ 小偏方

木瓜、芒果、苹果各100克，原味酸奶200毫升。木瓜去皮，去子，切块；芒果、苹果均洗净，去皮，去核，切小块。将木瓜、芒果、苹果放入盘中，淋上原味酸奶即可。

按摩前须解除乳罩或脱去内衣，按摩时可在乳房部涂上护肤霜、乳液。

按摩顺序

推前额

↓

推刮眼眶，推抹眼睑

↓

提眼角

↓

捏眉弓

↓

推眼睑

↓

按揉耳门、丝竹空、听宫、瞳子髎、听会、颧髎、翳风、地仓、颊车、迎香、承浆、廉泉

↓

干浴面

↓

抬下颌

↓

收双颊

↓

推鼻梁

按摩能有效瘦脸，还免去了手术的痛苦和费用。

按出好身材的减肥按摩

1. 瘦脸瘦下巴

❶ 推前额：两手掌大鱼际并置印堂处，两掌根紧贴两眼眶上缘，稍用力向太阳穴位处分推10~20次。

❷ 两拇指按在两侧太阳上，两食指屈起以桡侧面着力从印堂开始向外推刮眼眶，同时轻轻带动推抹上下眼睑。

❸ 推至太阳穴处时，与拇指合力提起眼角皮肤，反复10~20次。

❹ 捏眉弓：用双手拇指与食指或中指分捏住两侧眉弓处皮肤，由内向外轻轻捏拿5~10次。

❺ 推眼睑：双眼上视，以两食指分别将两侧下眼睑慢慢向上推动，然后再慢慢推回原位，重复5~10次。

❻ 按揉耳门、丝竹空、听宫、瞳子髎、听会、颧髎、翳风。

❼ 按揉地仓、颊车、迎香。

❽ 按揉承浆、廉泉。

❾ 干浴面：两掌相互擦热，紧贴两侧颜面上下擦动如同洗脸状，以整个面部微微发热为度。

❿ 抬下颌：撅嘴，下颌尽力向上抬起，做接吻状，使前颈部肌肉绷紧，然后以单掌上下擦动颈部10~20次。

⓫ 收双颊：撅嘴，向左用力努起并鼓气，右颊肌肉绷紧，然后以单掌上下擦动10~20次，再换向操作另一侧。

⓬ 推鼻梁：两手食指或中指、食指并拢，用指腹部推擦鼻梁两侧10~20次。

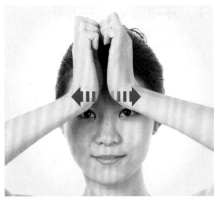

❶ 大鱼际推前额。

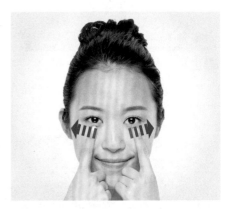

❺ 以两食指推眼睑。

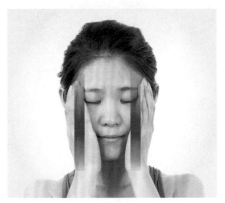

❾ 两掌相互擦热干浴面。

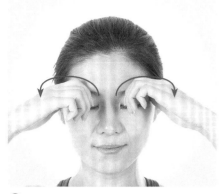

❷两拇指按在两侧太阳穴上，刮眼眶。

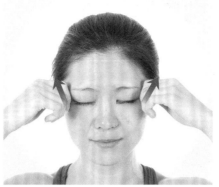

❸推至太阳处时，提眼角。

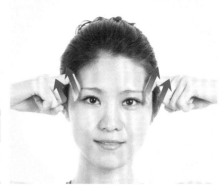

❹捏眉弓5~10次。

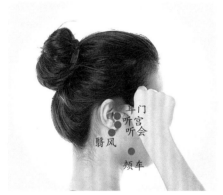

耳门
听宫
听会
翳风
颊车

❻按揉耳门、听宫等穴。

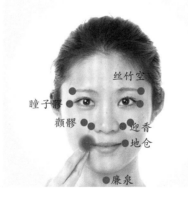

丝竹空
瞳子髎
颧髎
迎香
地仓
廉泉

❼按揉地仓、颊车、迎香。

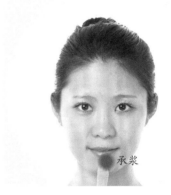

承浆

❽按揉承浆、廉泉。

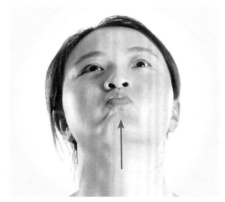

❿抬下颌：撅嘴，下颌尽力向上抬起。

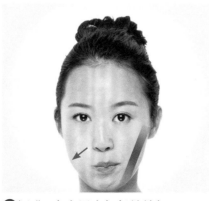

⓫撅嘴，向左用力努起并鼓气。

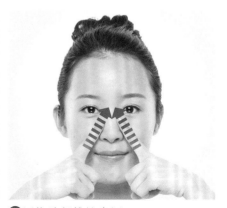

⓬用指腹部推擦鼻梁。

按摩顺序

按揉背部及腰臀部膀胱经

↓

拿腰肌

↓

捏臀肌

↓

提、放双足

↓

推擦腰臀

2. 告别虎背熊腰

背部的曲线是女性身材的点睛之笔。如果你的背部堆满了赘肉和肌肉，整个人看上去就会虎背熊腰，失去女性的柔美感和纤细感，非常影响美观。

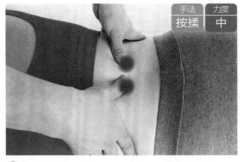

❶ 用双手拇指沿脊柱两侧的膀胱经从腰部至臀部逐一按揉3~5次。

手法 按揉 | 力度 中

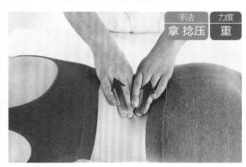

❷ 拿腰肌：用两手的拇指与四指相对用力从胁肋部开始捏拿腰肌，力量稍重，拿起时稍加捻压，反复10~20次。

手法 拿 捻 压 | 力度 重

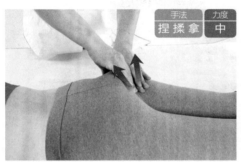

❸ 捏臀肌：俯卧位，双下肢微屈，使臀部肌肉放松，用拇指与四指相对用力捏揉并提拿臀部肌肉10~20次。

手法 捏 揉 拿 | 力度 中

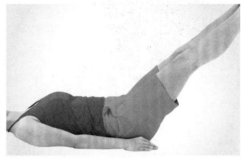

❹ 平卧，快速以腹式呼吸，使腹部胀满，一边呼气，一边慢慢地提升双足至40°~60°。

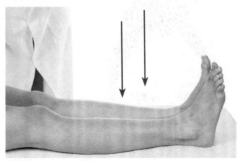

❺ 随着吸气，徐徐放下双足，如此反复操作20~30次。

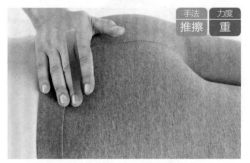

❻ 推擦腰臀：以掌根着力于腰部，用力擦动并逐渐向臀部移动，推擦腰臀。

手法 推擦 | 力度 重

在日常生活中，如果懂得一些按摩的小技巧，既能够节省时间，又避免了激烈运动带来的伤害。

3. 减腹部赘肉

腹部一直是人体最易堆积脂肪的部位，因此腹部赘肉的出现，也变得顺理成章。可是，小肚子对形体美观影响最大。从健美角度看，腹部减肥也十分必要。

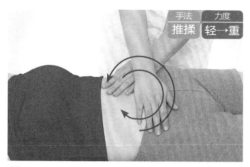

手法	力度
推揉	轻→重

❶仰卧，双下肢自然伸直，以双手掌着力于腹部，进行推揉5~8分钟，力度应由小而大，逐渐加重，顺、逆时针方向同等操作。

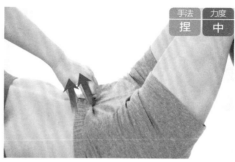

手法	力度
捏	中

❷仰卧，双下肢微屈，使腹部肌肉放松，用双手四指与拇指相对用力提捏腹部肌肉10~20次。

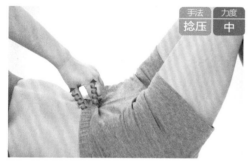

手法	力度
捻压	中

❸每次提起腹部肌肉后，手指作捻压动作，停顿10~20秒后缓慢放下。

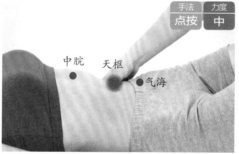

手法	力度
点按	中

中脘　天枢　气海

❹点按中脘、气海、天枢、足三里、合谷各约30秒。

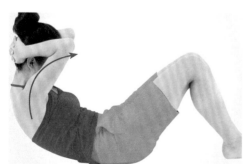

❺每日起床或入睡前，在床上做仰卧起坐3~5组，每组8~12次。

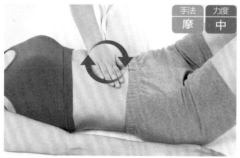

手法	力度
摩	中

❻掌摩脘腹部5~10分钟。

按摩顺序

推揉腹部
↓
提捏腹部
↓
捻压腹部
↓
点按中脘、气海、天枢、足三里、合谷
↓
仰卧起坐
↓
掌摩脘腹部

按摩利用揉搓可以促进肠蠕动，减少肠道对营养的吸收，促进血液循环，让代谢废物排出体外，从而减少腹部赘肉。

按摩顺序

滚臀部

⬇

叩击臀部及下肢后侧

⬇

按压环跳、承扶、殷门、委中、承山

⬇

搓揉臀部

⬇

抱揉下肢后侧肌群

⬇

屈曲、下压膝关节

⬇

摇膝关节

⬇

按揉血海、足三里、三阴交

⬇

揉髌骨

⬇

按压膝眼

⬇

推摩足背至足趾

经常按摩适当的穴位，也可以起到排出体内毒素和废物的作用，对于爱美女性也能达到瘦腿、美腿的效果。

4. 美腿塑形

患者取俯卧位，操作者立其侧，于其骶部起在患者的臀部由内而外，自上而下施以滚法操作5~8分钟，力量由轻而重。

操作者以双手空拳有节奏叩击患者臀部及下肢后侧，着力稍重。

操作者以拇指分别按压患者环跳、承扶、殷门、委中、承山各30秒。

环跳、承扶、殷门再用肘尖按压，压后应加拇指指腹揉或鱼际揉。

操作者双掌相对，纵向紧贴患者臀部，由两侧向中间施力搓揉，以透热为度。

操作者双手掌心对置于患者下肢后侧肌群，稍用力抱紧，自上而下揉下肢后侧2~3次，重点抱揉小腿后侧肌群。

患者仰卧，双下肢并拢屈起。操作者先用两手紧握两足踝处，使患者膝关节尽量屈曲，再将其双膝下压。

双膝尽可能与腹部相近，然后向左或右作环形旋转摇动5~10次。屈膝下压时，动作要缓慢，摇动幅度应由小到大。

患者仰卧，操作者用双手拇指分置于患者两侧血海、足三里、三阴交上，用力按揉2~3分钟，用力应由轻而重，以局部酸胀为度。

患者两腿自然伸直，操作者位于其侧方，一手全掌贴置于髌骨上，稍用力下压并按顺、逆时针方向揉动各30~50次。

患者仰卧位，操作者立其侧，以两手拇指置于一侧下肢两膝眼处，余四指自然贴附于膝关节两侧。两拇指用力向上顶按挤压，并可按揉压2~3分钟，对侧操作相同。

⓬操作者双手四指置于患者足底，双手拇指指腹及大鱼际由踝部推摩足背至足趾部。

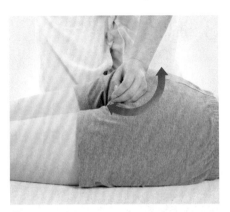

滚法施于臀部。

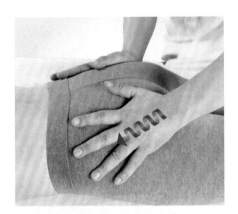

搓揉臀部。

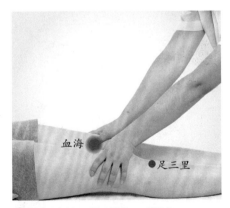

血海

●足三里

按揉血海、足三里、三阴交。

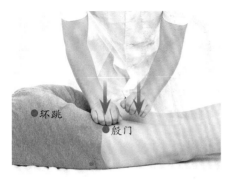

环跳

殷门

❷叩击臀部及下肢后侧。

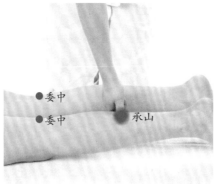

委中

委中

承山

❸按压承山。

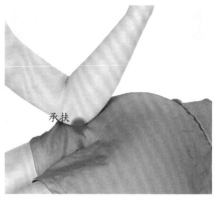

承扶

❹肘尖按压承扶。

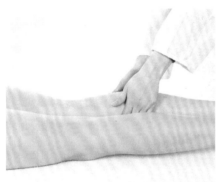

❻抱揉小腿后侧肌群。

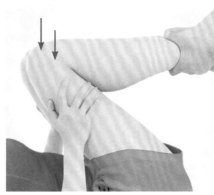

❼两手握紧两足踝处，下压双膝。

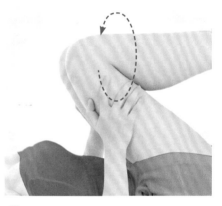

❽环形旋转摇动双膝。

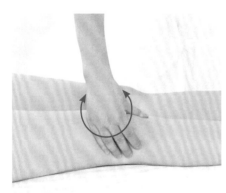

❿压髌骨并顺、逆时针方向揉动。

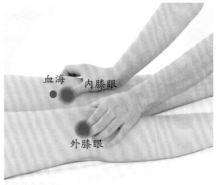

血海　内膝眼

外膝眼

⓫按揉膝眼。

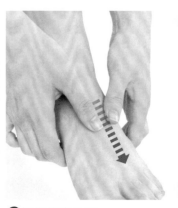

⓬拇指推摩足背。

附录
十四经脉循行及穴位速查

任脉穴位

女性妊养的总管

起于小腹内胞中，下出会阴部，经阴阜，沿腹部正中线向上经过关元等穴，到达咽喉部，和督脉会合再上行环绕口唇，经过面部，进入目眶下的承泣，交于足阳明经，共有24穴。任脉有统任全身各阴经的作用。"腹为阴，背为阳"，其脉气与手足各阴经交会，故又称"阴脉之海"，向后与督脉相连。故有调节阴阳及统任阴经的作用。

系统疾病、上腹部消化系统疾病

适用病症： 生殖泌尿系统疾病、呼吸

主管脏腑： 肺、脾、心、肾、肝

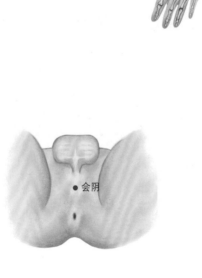

会阴

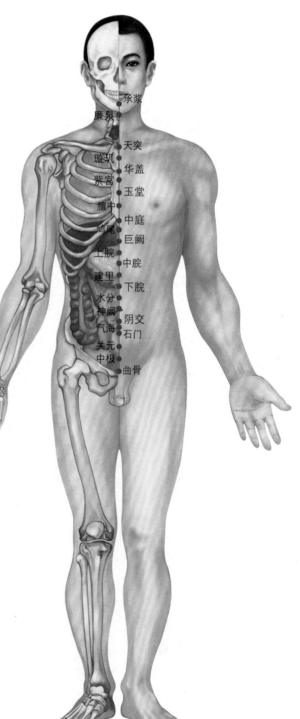

承浆
廉泉
天突
璇玑
华盖
紫宫
玉堂
膻中
中庭
鸠尾
巨阙
上脘
中脘
建里
下脘
水分
阴交
神阙
气海
石门
关元
中极
曲骨

督脉穴位

调节阳经气血的总管

督脉起于小腹内，下出于会阴部，向后行于脊柱的内部，向上到达颈部的风府，进入脑内，到头顶，沿前额下行鼻柱，共有29穴。督脉运行于人体后背，取其背后监督之意，总管一身的阳气。督脉多次与手足三阳经及阳维脉相交会，与各阳经都有联系，所以对全身阳经气血起调节作用，反映脑髓和肾的功能。督脉在咽喉和会阴部位与任脉相连。

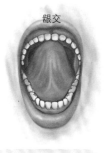

龈交

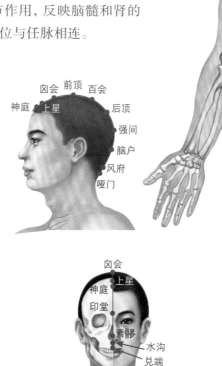

囟会 前顶 百会
神庭 上星 后顶
强间
脑户
风府
哑门

囟会
神庭 上星
印堂
素髎
水沟
兑端

主管脏腑：大肠、胃、小肠、膀胱、胆

适用病症：泌尿生殖系统疾病、消化系统疾病、神经系统疾病

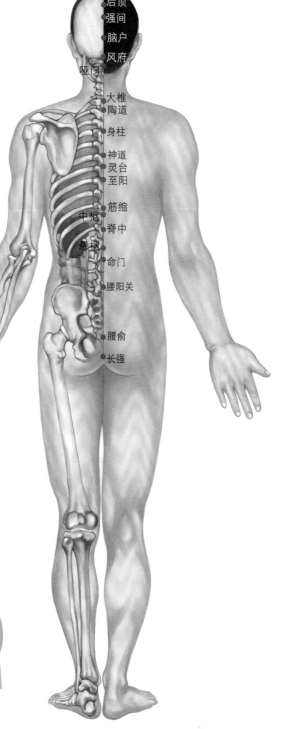

百会
后顶
强间
脑户
风府
哑门
大椎
陶道
身柱
神道
灵台
至阳
筋缩
中枢
脊中
悬枢
命门
腰阳关
腰俞
长强

手太阴肺经穴位

气息通畅的总管

起于胃部，向下联络大肠，回绕过来沿着胃上口，向上穿过横膈，属于肺脏，从肺与喉咙和气管相连接的地方出来之后，沿上臂内侧向下，经过肘窝，最后直达拇指的末端，共11穴，左右共22穴。肺主气、司呼吸，与皮肤问题等关系密切。

主管脏腑：肺、大肠

适用病症：五官疾病、皮肤问题、呼吸系统疾病

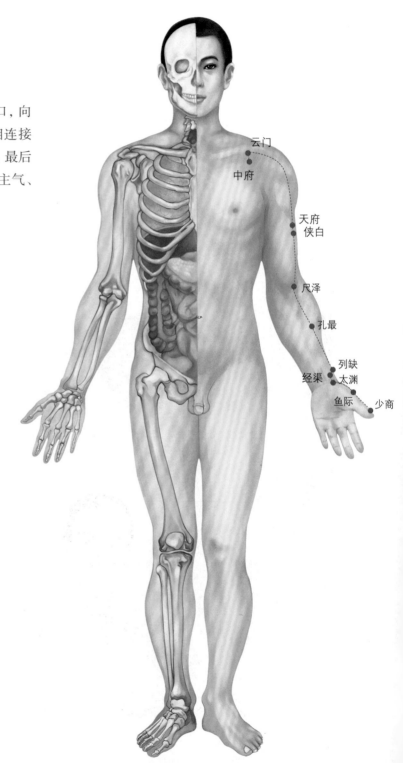

云门
中府
天府
侠白
尺泽
孔最
列缺
经渠 太渊
鱼际 少商

手阳明大肠经穴位

人体淋巴排毒的推动者

起自食指末端的商阳，沿食指内侧向上，沿前臂外侧进入肘外侧的曲池，再沿上臂外侧上行至肩部，直至与大椎相交，然后向下进入锁骨上窝，联络肺脏，通过膈肌，属于大肠，共20穴，左右共40穴。此经从手到头，与消化、吸收以及排出废物的器官的关系密不可分。

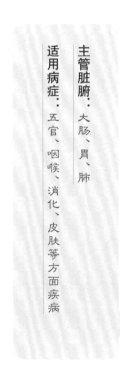

主管脏腑： 大肠、胃、肺

适用病症： 五官、咽喉、消化、皮肤等方面疾病

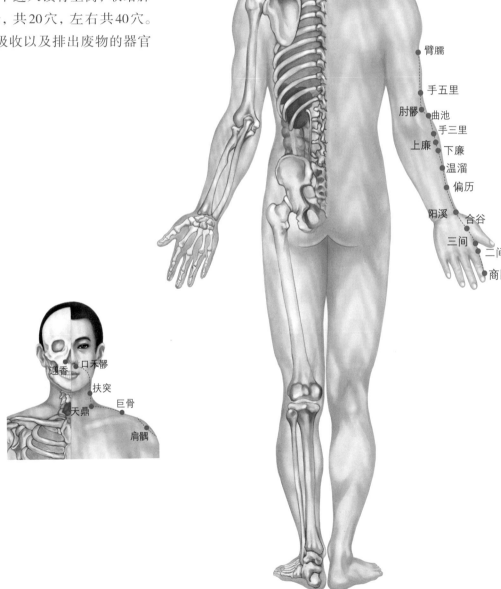

臂臑
手五里
肘髎　曲池
　　手三里
上廉　下廉
　　温溜
　　偏历
阳溪　合谷
三间
　　二间
　　商阳

迎香　口禾髎
扶突
巨骨
天鼎
肩髃

足阳明胃经穴位

气血之源，后天之本

起于鼻翼两侧的迎香，经过颈部支脉、胸腹部主干、腹部支脉、小腿上的支脉到足部支脉，末于脚部中趾末端，一侧45穴，左右共90穴。胃经属于胃，联络于脾，运化气血生成，包含了整个消化吸收功能，是人后天生存的能量和营养的来源，被称为"后天之本"。

主管脏腑：胃、脾

适用病症：五官、咽喉、消化、皮肤等方面疾病

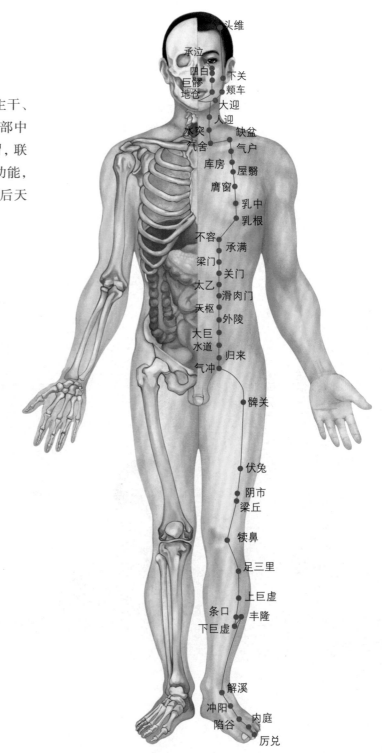

头维
承泣
四白
巨髎
地仓
不关
颊车
大迎
人迎
缺盆
水突
气舍
气户
库房
屋翳
膺窗
乳中
乳根
不容
承满
梁门
关门
太乙
滑肉门
天枢
外陵
大巨
水道
归来
气冲
髀关
伏兔
阴市
梁丘
犊鼻
足三里
上巨虚
条口
丰隆
下巨虚
解溪
冲阳
内庭
陷谷
厉兑

足太阴脾经穴位

运化精华，滋养气血

从大脚趾末端开始，经内踝的前面，上小腿内侧，沿胫骨后缘上行，进入腹部，属于脾脏，联络胃，通过横膈上行，联系舌根，分散于舌下，共21穴，左右共42穴。脾的主要作用是运化，即吸收食物中的精华物质，转化为气血津液，通过心肺输送至全身各脏腑组织，以供人体生命活动之需。

主管脏腑： 脾、胃

适用病症： 胃病、妇科、前阴病及经脉循行部位的病症

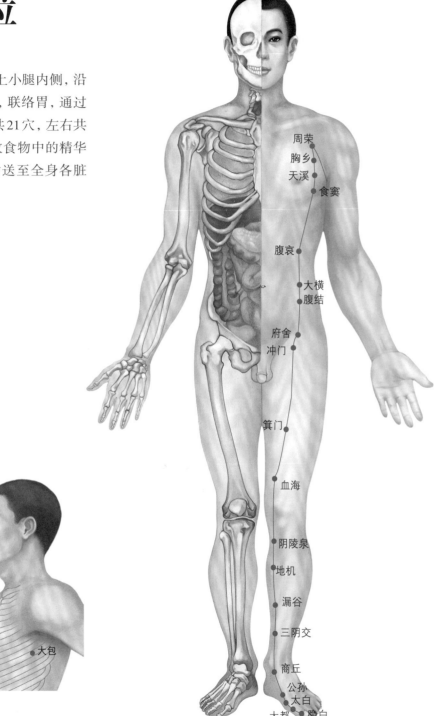

周荣
胸乡
天溪
食窦
腹哀
大横
腹结
府舍
冲门
箕门
血海
阴陵泉
地机
漏谷
三阴交
商丘
公孙
太白
隐白
大都

大包

手少阴心经穴位

主神明，司意识，掌管人之生死

起于心中，出属"心系"（心与其他脏器相联系的部位），向下通过膈肌，联络小肠。上行支脉与脑和眼相连；外行主干经肺部到腋下，沿上臂内侧，行于手太阴、手厥阴的后面，到达肘窝，沿前臂内侧后缘，最后进入手掌内后边，出于小指内侧末端，共有9穴，左右共18穴。此脉掌管血脉及推动血脉循环，主治心、胸以及神志病。

适用病症：胸部、心脏及神志等方面的疾病

主管脏腑：心、小肠、肺

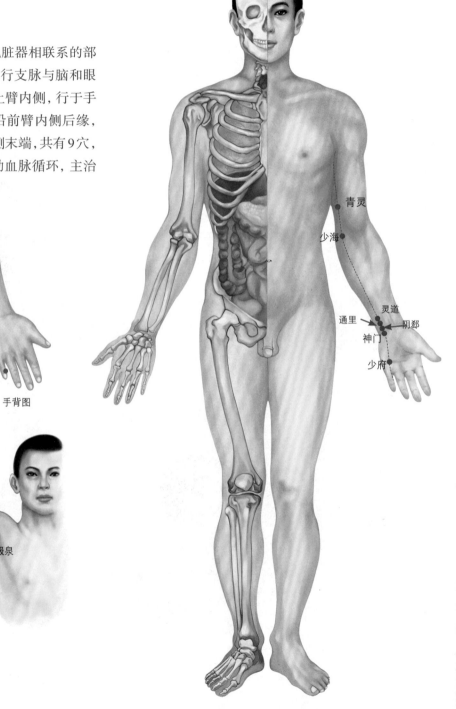

青灵

少海

灵道

通里 阴郄

神门

少府

少冲

手背图

极泉

手太阳小肠经穴位

心系功能的卫兵和仆人

起于小指内侧端的少泽，沿手背外侧至手腕部，沿前臂外侧后缘直上，出于肩关节，绕行肩胛部。之后分成两支，体内线路经心脏、胃到达小肠。外表向上经颈部到达面颊，终于耳中的听宫；另一个分支从面颊进入眼角，与足太阳膀胱经相交。一侧19穴，左右共38穴。《黄帝内经》认为，"心经之火，移于小肠"，心火较旺的人，可取小肠经施治。

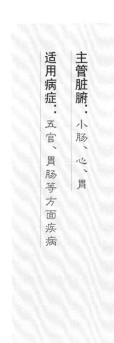

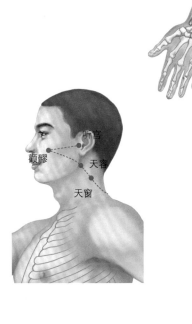

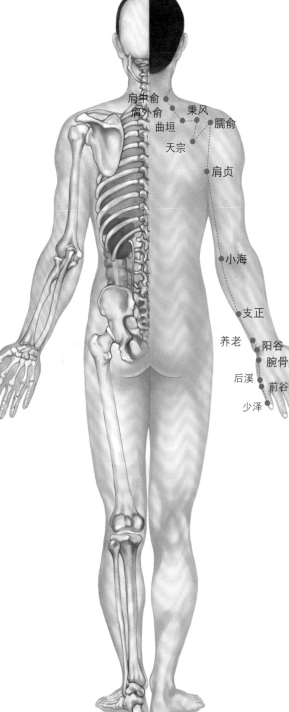

足太阳膀胱经穴位

通达阳气，调达水道

起于眼部的睛明，上行至头顶的百会，后下行到后
颈部。自此分为两支，一分支从颈部下行，沿背部、
腰部、大腿后侧，直至足外踝，沿脚背到小趾外侧的
至阴，此分支交于足少阴肾经；第二分支深入体内，
通过肾脏到达膀胱。此经一侧67穴，左右134穴。

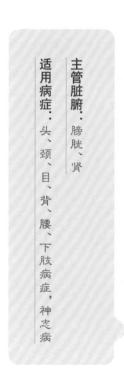

主管脏腑：膀胱、肾

适用病症：头、颈、目、背、腰、下肢病症，神志病

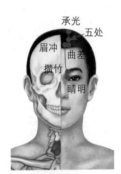

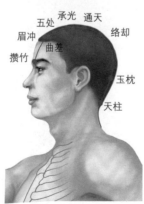

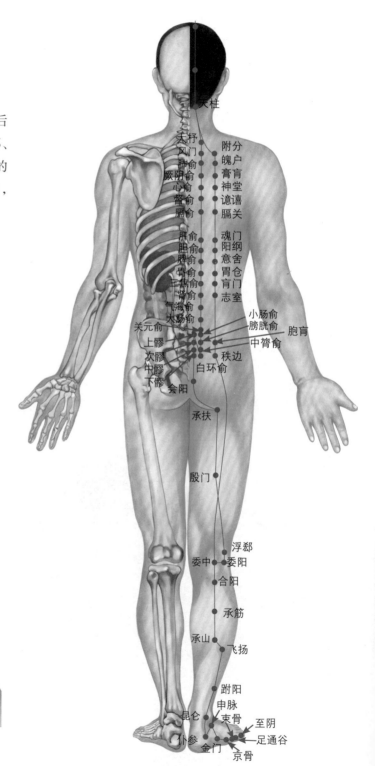

足少阴肾经穴位

阴阳之根，人体健康活力的保证

起于足小趾之下，斜向足心（涌泉），沿内踝后，进入足跟，于腿肚内侧上行，出腘窝的内侧，向上行股内后缘，通向脊柱（长强），属于肾脏，联络膀胱。本经脉直行体内，一支从肾向上通过肝和横膈，进入肺中，沿着喉咙，夹于舌根部；另一支从肺部出来，联络心脏，流注于胸中，与手厥阴心包经相接。一侧27穴，左右共54穴。

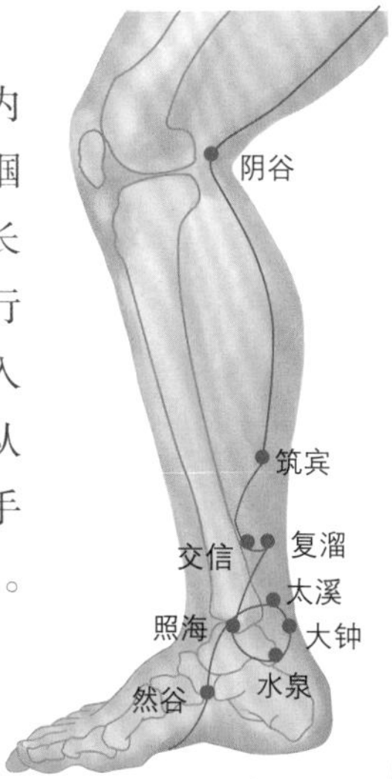

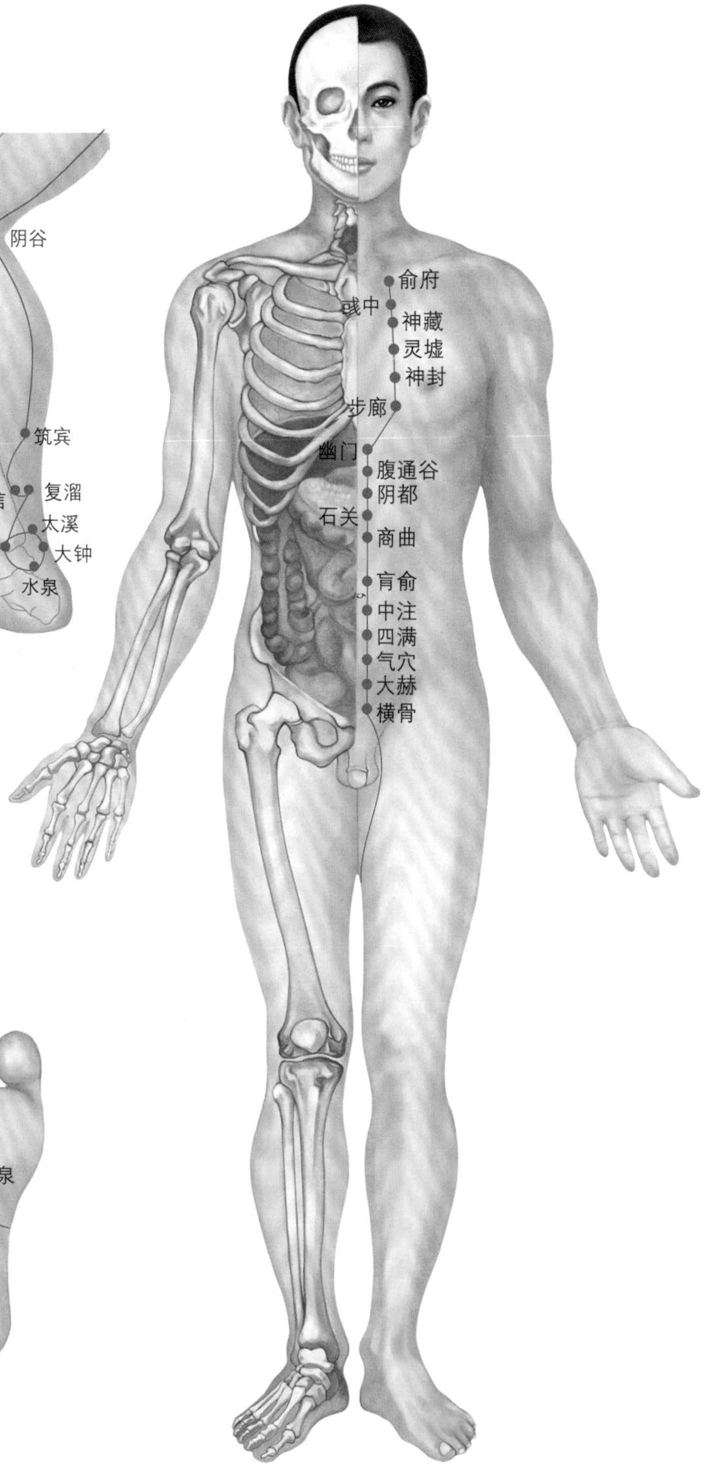

主管脏腑：肾、膀胱、心、肺、肝

适用病症：泌尿系统、消化系统、心血管系统、头颈腰背部位等方面疾病

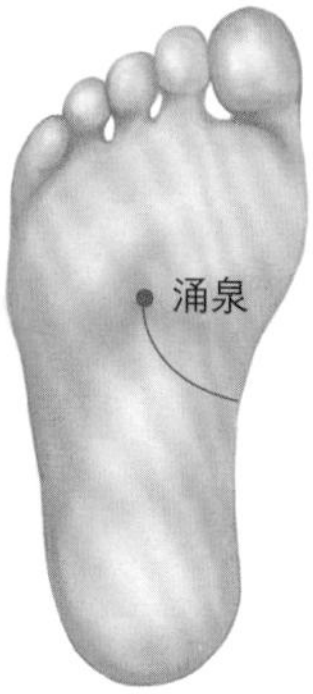

阴谷

筑宾
交信　复溜
　　　太溪
照海　大钟
然谷　水泉

俞府
彧中　神藏
　　　灵墟
　　　神封
步廊
幽门
腹通谷
阴都
石关　商曲
　　　肓俞
　　　中注
　　　四满
　　　气穴
　　　大赫
　　　横骨

涌泉

手厥阴心包经穴位

护卫心主的大将军

自胸中而起，向下通过横膈，从胸到腹依次联络上、中、下三焦。胸部支脉沿胸至腋下的天池，上行抵腋窝中，沿上臂内侧，行于手太阴和手少阴两条经络之间，进入掌中，沿中指到指端的中冲；手掌支脉即从手掌中的劳宫分出沿无名指到指端的关冲，与手少阳三焦经相接。一侧9穴，左右共18穴。心包经有保护心脏，"代心行令"和"代心反邪"的作用。

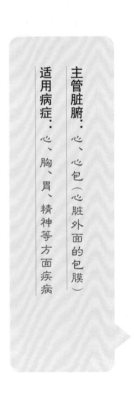

主管脏腑：心、心包（心脏外面的包膜）

适用病症：心、胸、胃、精神等方面疾病

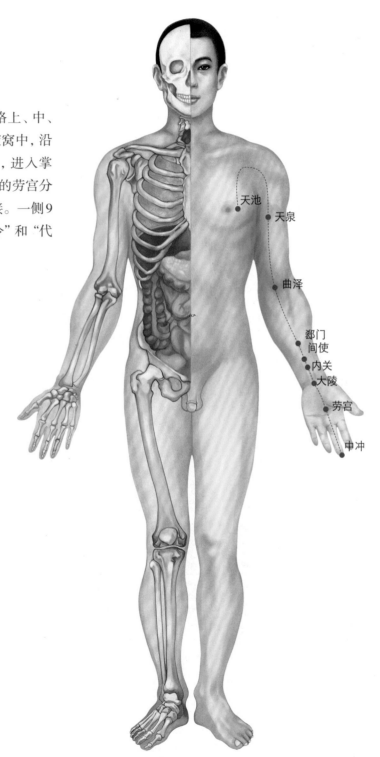

天池

天泉

曲泽

郄门
间使
内关
大陵
劳宫

中冲

手少阳三焦经穴位

行气走水，护身之经

起于无名指末的关冲，沿手背、手臂外侧到达肘部，沿手臂外侧上达肩部，于此进入体内的心包分支，从胸到腹，联通三焦。胸部支脉：从胸上行，到颈部外侧，从耳下绕到耳后，经耳上角，然后屈曲向下到面颊，直达眼眶下部；耳部支脉：从耳后进入耳中，到耳前，与前脉交叉于面颊部，到达外眼角，与足少阳胆经相接。一侧23穴，左右共46穴。三焦经掌管元气的循环及水液的通道。

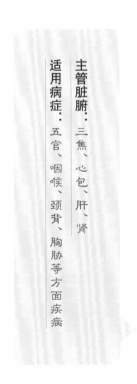

主管脏腑：三焦、心包、肝、肾

适用病症：五官、咽喉、颈背、胸胁等方面疾病

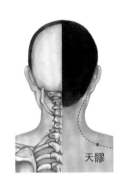

天髎

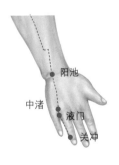

阳池

中渚

液门

关冲

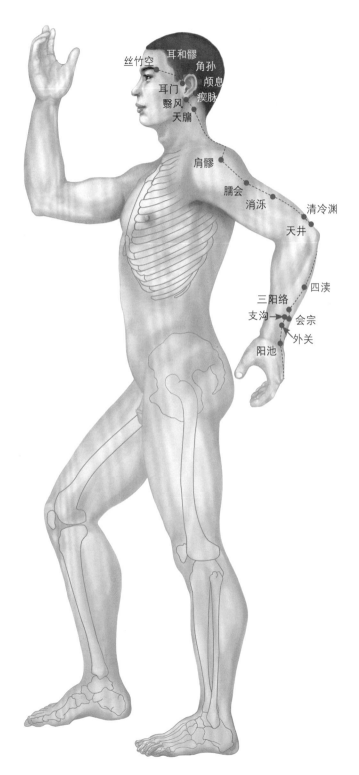

丝竹空

耳和髎

耳门

角孙

颅息

瘈脉

翳风

天牖

肩髎

臑会

消泺

清冷渊

天井

四渎

三阳络

支沟

会宗

外关

阳池

足少阳胆经穴位

半阴半阳，半表半里，养生枢纽

起于眼睛外侧的瞳子髎，有2个分支，体表支脉沿耳后折回上行，到达眉心上的阳白，之后反折到风池，经过颈、肩、腰，顺腿部外侧下行，直至第4脚趾外侧。体内经脉经耳后进入体内，穿过膈肌，交于足厥阴肝经。一侧44穴，左右共88穴。此经为人体气机升降出入之枢纽，能调节各脏腑功能，是十分重要的养生经脉。

主管脏腑：肝、胆

适用病症：目、耳、颈及咽喉病、神志病、热病等

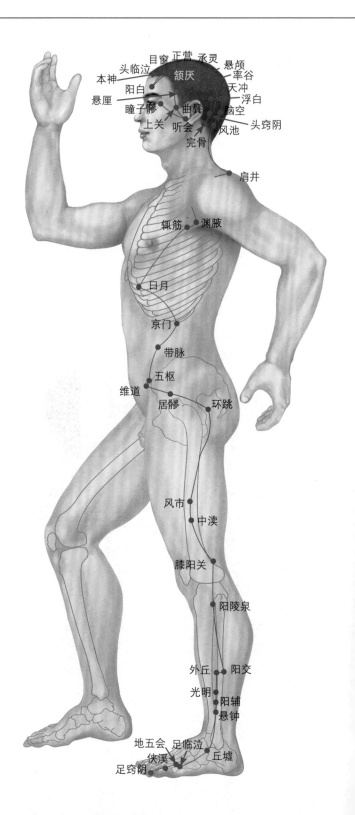

足厥阴肝经穴位

气机和心情调节的开关

起于脚拇趾外侧，沿脚背内侧上行，经小腿内侧、大腿内侧到达腹部，从期门进入肝脏。自此分成2个分支，一个分支经过胆，穿过胸部，沿着咽部、鼻部连接眼睛，最后与督脉相交。另一分支从肝到肺，连接手太阴肺经。一侧14穴，左右共28穴。肝主抒发宣泄情志，主导人的情绪。

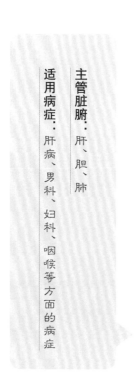

主管脏腑：肝、胆、肺

适用病症：肝病、男科、妇科、咽喉等方面的病症

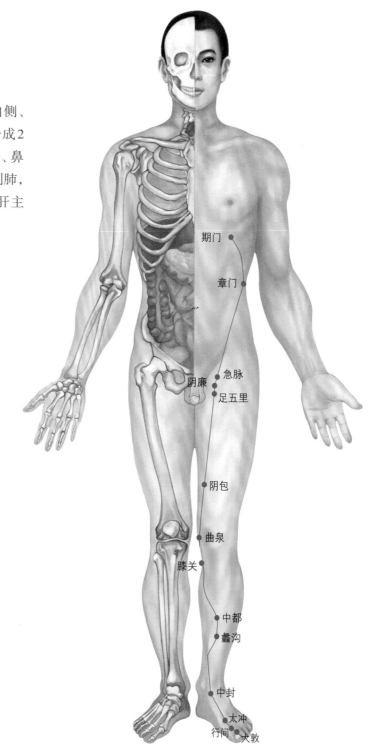

期门

章门

急脉

阴廉

足五里

阴包

曲泉

膝关

中都

蠡沟

中封

太冲

行间

大敦

图书在版编目（CIP）数据

推拿按摩入门 / 吴云川编著 .—南京：江苏凤凰科学技术出版社，2017.01（2024.01重印）
（汉竹·健康爱家系列）
ISBN 978-7-5537-7125-0

Ⅰ.①推… Ⅱ.①吴… Ⅲ.①按摩疗法（中医）– 基本知识 Ⅳ.① R244.1

中国版本图书馆 CIP 数据核字（2016）第 202306 号

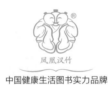

中国健康生活图书实力品牌

推拿按摩入门

编　　著	吴云川
主　　编	汉竹
责 任 编 辑	刘玉锋　姚　远
特 邀 编 辑	陈　岑
责 任 校 对	仲　敏
责 任 监 制	刘文洋

出 版 发 行	江苏凤凰科学技术出版社
出版社地址	南京市湖南路 1 号 A 楼，邮编：210009
出版社网址	http://www.pspress.cn
印　　刷	合肥精艺印刷有限公司

开　　本	715 mm×868 mm　1/12
印　　张	21
字　　数	400000
版　　次	2017 年 1 月第 1 版
印　　次	2024 年 1 月第 21 次印刷

标 准 书 号	ISBN 978-7-5537-7125-0
定　　价	39.80 元